JN064433

日本精神神経学会
認知症委員会 編

日本精神神経学会

認知症診療医テキスト2
症例とQ＆Aに学ぶ

Official Textbook of JSPN

Psychiatry-based Clinical Service to Neurocognitive Disorders 2

株式会社 新興医学出版社

Official Textbook of JSPN
Psychiatry-based Clinical Service to Neurocognitive Disorders 2 :
Collection of Case Presentation and Q&A

Committee on Dementia
The Japanese Society of Psychiatry and Neurology (JSPN)

SHINKOH IGAKU SHUPPAN CO. LTD., TOKYO.
Printed & bound in Japan

執筆者一覧

編集・執筆　日本精神神経学会　認知症委員会

（五十音順）（*認知症委員会委員長）

相澤　明憲	特定医療法人佐藤会弓削病院院長
内海久美子	砂川市立病院副院長，認知症疾患医療センター長
數井　裕光	高知大学医学部神経精神科学講座教授
武田　雅俊*	大阪河﨑リハビリテーション大学学長，仁明会精神衛生研究所長
長尾喜一郎	医療法人長尾会ねや川サナトリウム理事長・院長
布村　明彦	東京慈恵会医科大学附属第三病院精神神経科教授・診療部長 認知症疾患医療センター長
渕野　勝弘	医療法人淵野会理事長
水上　勝義	筑波大学大学院人間総合科学学術院教授
三村　　將	慶應義塾大学医学部精神・神経科学教室教授
森村　安史	一般財団法人仁明会仁明会病院理事長

執筆協力者

（五十音順）

石川　智久	熊本大学病院神経精神科助教
大塚　恒子	仁明会精神衛生研究所副所長（認定看護管理者）
大辻　誠司	砂川市立病院認知症疾患医療センター（精神保健福祉士）
大山　千尋	砂川市立病院認知症疾患医療センター（作業療法士）
樫林　哲雄	高知大学医学部神経精神科学講座講師
柴田せつ子	医療法人長尾会ねや川サナトリウム
清家　正人	医療法人長尾会ねや川サナトリウム
長澤かほる	（有）新井湯　ケアプランセンター・湯～亀 レビー小体型認知症サポートネットワーク東京代表
福田　智子	砂川市立病院認知症疾患医療センター（認知症認定看護師，若年性認知症支援コーディネーター）
福原　竜治	熊本大学病院神経精神科講師
船木　　桂	慶應義塾大学医学部精神・神経科学教室特任助教 きたなら駅上ほっとクリニック理事・副院長
文　　鐘玉	慶應義塾大学医学部精神・神経科学教室特任准教授
本田　和揮	熊本大学病院神経精神科特任助教
松本　均彦	医療法人長尾会ねや川サナトリウム副院長
三木　良介	医療法人長尾会ねや川サナトリウム
三村　　悠	慶應義塾大学医学部精神・神経科学教室助教
宮川　雄介	熊本大学病院神経精神科特任助教
柳渡　彩香	砂川市立病院認知症疾患医療センター（臨床心理士，公認心理師）
山城　佐知	特定医療法人佐藤会弓削病院副院長
横小路美貴子	医療法人長尾会ねや川サナトリウム

利益相反

相澤　明憲　本書に関連して開示すべき利益相反はない.
石川　智久　本書に関連して開示すべき利益相反はない.
内海久美子　本書に関連して開示すべき利益相反はない.
大塚　恒子　本書に関連して開示すべき利益相反はない.
大辻　誠司　本書に関連して開示すべき利益相反はない.
大山　千尋　本書に関連して開示すべき利益相反はない.
樫林　哲雄　本書に関連して開示すべき利益相反はない.
數井　裕光　本書に関連して開示すべき利益相反はない.
柴田せつ子　本書に関連して開示すべき利益相反はない.
清家　正人　本書に関連して開示すべき利益相反はない.
武田　雅俊　本書に関連して開示すべき利益相反はない.
長尾喜一郎　本書に関連して開示すべき利益相反はない.
長澤かほる　本書に関連して開示すべき利益相反はない.
布村　明彦　本書に関連して開示すべき利益相反はない.
福田　智子　本書に関連して開示すべき利益相反はない.
渕野　勝弘　本書に関連して開示すべき利益相反はない.
福原　竜治　本書に関連して開示すべき利益相反はない.
船木　　桂　本書に関連して開示すべき利益相反はない.
文　　鐘玉　本書に関連して開示すべき利益相反はない.
本田　和揮　本書に関連して開示すべき利益相反はない.
松本　均彦　本書に関連して開示すべき利益相反はない.
三木　良介　本書に関連して開示すべき利益相反はない.
水上　勝義　本書に関連して開示すべき利益相反はない.
三村　　將　本書に関連して開示すべき利益相反はない.
三村　　悠　本書に関連して開示すべき利益相反はない.
宮川　雄介　本書に関連して開示すべき利益相反はない.
森村　安史　本書に関連して開示すべき利益相反はない.
柳渡　彩香　本書に関連して開示すべき利益相反はない.
山城　佐知　本書に関連して開示すべき利益相反はない.
横小路美貴子　本書に関連して開示すべき利益相反はない.

序文

社会の高齢化とともに認知症患者数は増加している．現時点で世界に約4,000万人，わが国に約600万人の認知症患者がおり，その60～70%はアルツハイマー病である．アルツハイマー病は脳の老化と密接な関係を有しており，平均寿命の延伸とともに患者数は増加することから，今後も，認知症患者数は20年毎に倍増し，2050年には世界中で1億1,500万人に達すると予想されている．

このような状況に対応すべく，英国の国家認知症戦略，米国の国家アルツハイマー計画など，先進諸国では国を挙げての認知症対策が進められている．わが国においても，認知症の人ができる限り地域の良い環境で自分らしく暮らし続けることができる社会の実現をめざして，令和元年6月に「認知症施策推進大綱」が公表された．その基本的考え方は「予防」と「共生」であり，認知症の発症を遅らせ，認知症になっても希望を持って日常生活を過ごせる社会をめざし，認知症の人や家族の視点を重視しながら，施策を推進することが謳われている．認知症はきわめて社会的な疾患であり，その対応には，生物・心理・社会的要因を考慮した総合的な対応が必要とされる．

日本精神神経学会は，認知症を精神医学における重要な疾患の1つと位置付けており，認知症に対応できる専門家を養成するために，日本精神神経学会認知症診療医制度を設置した．この認知症診療医制度は，本学会専門医の資格に加えて，認知症の診療に関する知識と技術を習得した者に，認定試験を行い，本学会認知症診療医の資格を付与することにより，認知症に関する対する社会の要請に応えようとするものである．現時点で約2,000名の本学会認知症診療医が誕生しているが，増加していく認知症患者に対応するためには未だ不十分であることは言うまでもない．1人でも多くの精神科専門医に，本学会認知症診療医の資格認定を受けていただいて，認知症診療に参画してもらうことを期待している．

日本精神神経学会認知症委員会は，認知症診療医をめざす人の学修に供するため，2019年6月『日本精神神経学会　認知症診療医テキスト』を刊行して，本学会専門医に配布した．認知症の予防，病態，診断，治療について解説した認知症診療医テキストは，認知症診療において精神科医に期待されていること，精神科医が果たしうること，果たすべきことについてのミニマム・エッセンスをコンパクトにまとめたものであったが，本学会専門医のみならず，多くの専門職に広く受け入れられ，好評であった．

この度，日本精神神経学会認知症委員会では，認知症診療医による診療に役立つことを目的として，『認知症診療医テキスト2―症例とQ&Aに学ぶ―』を刊行することになった．臨床とは症例から学び続けることであるが，認知症診療においても，症例の積み重ねが重要であることは言うまでもない．とりわけ認知症のような社会的な要因が関与する疾患においては，症例の積み重ねはひときわ重要である．そのような意味から，この度の『認知症診療医テキスト2』では実際に経験した症例を委員が持ち寄り，広く読者に役立つ症例を提示し，その症例の診療のポイントを記載する内容とした．

臨床の場で患者さんと対峙する場合には，個々の症例について，知っていること，知らないと知っていること，知らないことさえ知らないことの3つのレベルを区別して対処することが求められるが，症例の提示にあたっては，このような3つのレベルの事項がわかりやすくなるように，症例提示の後に診療のポイントと関連するQ&Aを加えた.

16症例の掲載順序についても，同様の方針とした．最初の5症例は，手順を踏んで診察を進めていけば認知症の正しい診断とその対応に到達することが容易であった症例である．続く3症例は，日常臨床でよく遭遇する認知症からの鑑別診断が求められるうつ病，妄想性障害，軽度認知障害の症例である．次の部分には，主治医として工夫が必要となった認知症症例として，以下の4症例を提示した．うつ症状からレビー小体型認知症を発症した症例，家族にとってレビー小体型認知症の診断を受け入れ難かった症例，介護サービスへの導入が困難であったアルツハイマー病例，がん治療を拒否したアルツハイマー病例である．そして，最後の部分には，精神科医療の関与が最も必要とされている若齢発症アルツハイマー病の4症例を提示した．患者の認知機能低下が急速に進行し同時に配偶者がうつ病となっていた症例，離職を余儀なくされ多職種による介護サービスで支援した症例，公的サービスを利用しながら在宅生活を支援した例，3種類の脳機能画像検査を踏まえて診断した若齢発症アルツハイマー病の症例である.

Q&Aには臨床場面で患者さんやご家族，介護者が知りたいと思っている合計88の質問を掲載した．主治医として，このような疑問を持っておられる方が多いということを気に留めながら臨床場面での説明に役立てていただきたいと思っている．Q&Aの掲載順については，掲載した症例に直接関係するものについては各症例の後に掲載したが，それ以外の51個のQ&Aは，後にまとめて掲載した．Q&Aの解答についても，知っていること，知らないと知っていること，知らないことさえ知らないこととを区別して説明するように心がけた.

認知症は，患者数の多さ，罹病期間の長さ，障害の重さからなどから，21世紀最大の克服すべき疾患である．そして，認知機能障害のために，患者さんの社会的生活機能，個人的生活機能が大きく障害されることを考え合わせると，認知症は精神科医がすすんで取り組むべき疾患である．本書が，新たに日本精神神経学会認知症診療医となられた精神科医にとって，認知症臨床の第一歩を踏み出す後押しに役立つことを祈念している.

2021年8月10日

武田雅俊

目次

第1章 手順を踏んで認知症を診断・理解する

CASE 1 在宅介護を支えることができた若年性アルツハイマー病の症例 森村安史 20

症例提示：60歳代後半，女性 …… 20
臨床のキーポイント …… 21
①左右差の強い脳萎縮を示すアルツハイマー病
②ADAS-JCog
③CDR
④ADの深部白質の虚血性変化の意義と評価
⑤介護保険の要支援・要介護
⑥FAST
⑦短期入所
⑧認知症の身体合併症
⑨ミオクローヌス

CASE 2 パーキンソン症状が前景となったレビー小体型認知症 森村安史 26

症例提示：80歳代後半，男性 …… 26
臨床のキーポイント …… 27
①レビー小体型認知症の診断基準
②DLBの薬物療法
③時計描画テスト，錯綜図テスト
④DLBのパーキンソン症状
⑤DLBの睡眠障害
⑥DLBに対する抗パーキンソン病薬

CASE 3 アルツハイマー型認知症と診断されていた前頭側頭型認知症 内海久美子 31

症例提示：50歳代半ば，男性，左利き …… 31
臨床のキーポイント …… 34
①脳脊髄液のタウ蛋白の上昇
②時刻表的行動
③若年性認知症の本人と家族の会
④相貌失認
⑤指定難病

CASE 4　認知障害と歩行障害が軽微であったため診断に難渋した特発性正常圧水頭症例　數井裕光　37

症例提示：70 歳代，男性 …… 37
臨床のキーポイント …… 41
①特発性正常圧水頭症について
②iNPH の 3 徴の特徴
③iNPH の形態画像所見
④タップテスト
⑤脳神経外科での入院治療
⑥術後の経過観察
⑦精神科で遭遇しやすい iNPH 例の特徴
⑧脳神経外科医との円滑な連携のコツ

CASE 5　老年期に幻覚，妄想症状で発症し，その後認知症が出現した症例　水上勝義　47

症例提示：80 歳代，女性 …… 47
臨床のキーポイント …… 49
①老年期に発症した幻覚，妄想状態
②記憶障害の特徴
③支持的・受容的な対応
④抗精神病薬の使用
⑤通所サービス，ショートステイ

第 2 章　認知症以外の疾患から鑑別する

CASE 6　精神病症状を伴ったうつ病性仮性認知症の 1 例　布村明彦　54

症例提示：70 歳代，女性 …… 54
臨床のキーポイント …… 56
①自身の機能低下に対する態度と発症の様式
②遅延再生と再認
③うつ病とレビー小体型認知症との鑑別
④うつ病性仮性認知症
⑤抗うつ薬の選択と投与量・投与期間
⑥うつ病寛解後の認知機能

CASE 7　嫉妬妄想を呈した妄想性障害の 1 例　三村　悠，三村　將　61

症例提示：70 歳代，女性 …… 61
臨床のキーポイント …… 64
①事実か妄想かを確認
②他の精神疾患との鑑別

③個人史のなかにヒントをみつける
④認知症に伴う妄想の特徴
⑤神経心理学的検査で得られるもの
⑥アミロイド PET，タウ PET

CASE 8 健忘型 MCI と診断された 1 例 水上勝義 68

症例提示：70 歳代，女性 …… 68
臨床のキーポイント …… 70
①軽度認知障害とは
②MCI の診断
③MCI の原因
④MCI の対応

第 3 章 工夫が必要となる認知症の診療場面

CASE 9 抑うつで発症したレビー小体型認知症の症例 山城佐知，相澤明憲 76

症例提示：60 歳代，男性 …… 76
臨床のキーポイント …… 79
①認知症を伴うパーキンソン病とレビー小体型認知症
②精神科と神経内科の役割分担
③生活行動の自立に影響する認知機能低下とパーキンソン症状
④パーキンソン病の症状
⑤PDD 患者の入院形態
⑥抗パーキンソン病治療薬による妄想とせん妄
⑦せん妄への薬物療法
⑧MIBG 心筋シンチグラフィ
⑨DLB の薬物療法
⑩DLB に対する支援

CASE 10 うつ病と診断され当院に紹介された後，レビー小体型認知症と診断したが家族が診断に疑問を抱き苦慮した 1 例 松本均彦，長尾喜一郎 84

症例提示：70 歳代，女性 …… 84
臨床のキーポイント …… 86
①抗うつ薬の副作用
②うつ病患者の自殺企図・自殺未遂
③うつ病の妄想とレビー小体型認知症の幻覚・妄想
④抗精神病薬の副作用
⑤病前認知機能と認知症の診断
⑥軽度認知機能障害へのアセチルコリンエステラーゼ阻害薬の投与
⑦DLB の薬物療法

⑧ DLBの認知機能低下の経過

CASE 11 介護サービス導入に抵抗したアルツハイマー型認知症の１例：
介護家族のエンパワメントの過程 布村明彦 90

症例提示：80歳代，女性 …… 90
臨床のキーポイント …… 93
① 主訴は本人と家族に分けて記述しておく
② 日常生活活動（ADL）障害を見極める
③ 初診面接では患者の「昔取った杵柄」に触れる
④ 介護サービス利用のタイミングを遅らせない
⑤ 介護保険主治医意見書作成のコツ
⑥ 介護家族のエンパワメント（自己効力感）

CASE 12 癌が疑われ検査も治療も拒否したアルツハイマー型認知症 内海久美子 98

症例提示：80歳代，女性 …… 98
臨床のキーポイント …… 101
① 考察ポイント１
② 考察ポイント２
③ 高齢者の居住場所をどのように選択するか
④ うつ病と軽度認知障害の鑑別
⑤ 睡眠導入剤と認知機能
⑥ 認知症患者における居住場所の変化とデイサービスの機能と役割
⑦ Best Supportive Care（BSC）
⑧ 認知症グループホームの活用と自己達成感

第４章 若年発症認知症の患者と家族を支える

CASE 13 急速に進行する若年性アルツハイマー病患者を
うつ病の夫が介護していたケース 三村 將 106

症例提示：50歳代後半，女性 …… 106
臨床のキーポイント …… 109
① 家族に内緒で受診
② 仕事が楽しくなくなって退職
③ 交通機関の利用も可能
④ セカンドオピニオンと継続通院
⑤ アルツハイマー病とレビー小体型認知症
⑥ 夫がうとうとしている間に自宅を抜け出した
⑦ 夫のうつ病が増悪
⑧ 急速な進行

CASE 14 解雇されたことを理解できず出勤しようとする若年性アルツハイマー型認知症：多職種で支え在宅介護を可能にした症例 内海久美子 116

症例提示：50 歳代，男性 …… 116
臨床のキーポイント …… 121
① 自立支援医療費制度
② 認知症行動障害尺度（DBD13）
③ 障害者就労継続支援 B 型施設
④ 若年性認知症支援コーディネーター

CASE 15 家族教育と重度認知症患者デイケアにより，在宅生活を続けた若年性アルツハイマー病の症例 渕野勝弘 123

症例提示：60 歳代，女性 …… 123
臨床のキーポイント …… 124
① 若年性アルツハイマー病と遺伝
② 頭部 CT 像の診断
③ アセチルコリンエステラーゼ阻害薬と NMDA 受容体拮抗薬の副作用
④ HDS-R，MMSE
⑤ 重度認知症患者デイケア（医療保険）
⑥ 地域連携パスの活用
⑦ 家族対応

CASE 16 3 種類の脳機能画像検査が診断に有用であった若年性アルツハイマー病例 數井裕光 130

症例提示：50 歳代，女性 …… 130
臨床のキーポイント …… 136
① 認知症診療でよく実施される脳機能画像検査
② 脳血流 SPECT 検査が有用な症例
③ ドパミントランスポーター画像検査，MIBG 心筋シンチグラフィ検査が有用な症例
④ 脳機能画像データ解析における重要な進歩
⑤ 脳機能画像検査の依頼書の記載のコツ

Q&A 139

略語一覧 …… 17
INDEX …… 185

Q & A 一覧

※Q&A 編は 139 ページ～

一般知識編

Q&A 編は 140 ページ～

Q 回復する認知症もありますか？ …… 43

Q うまれつき知的機能が低い人は認知症になるものですか？ …… 89

Q 若年性認知症はどのような症状ですか？　一般の認知症とは違うのですか．特徴的な点，あるいは注意すべき点などがあれば教えてください． …… 111

Q この病気は「脳の器質的な変化により発症し，治療法はなく，変化を遅らせることにとどまる」と聞きます．最近では運動や精神活動で「予防できる」と聞きますが本当ですか？ …… 140

Q 健康な日本人が認知症検査を受けると 9 割の人が認知症と診断されるそうです．日本人の 9 割は世界的にみて記憶力が悪い種族なのでしょうか？ …… 141

Q 脳内の老人斑は皮膚に現れるものと同じでしょうか？ …… 141

Q 老人斑の数は認知症の程度と比例するのでしょうか？ …… 142

Q 全身性アミロイド症患者ではアミロイド β 蛋白も蓄積しやすいのでしょうか？ …… 143

予防・リスク編

Q&A 編は 144 ページ～

Q 睡眠障害とアルツハイマー病の関係について教えてください． …… 22

Q 糖尿病とアルツハイマー病の関係について教えてください． …… 23

Q 薬の作用による AD 様症状と PD 様症状にはどのようなものがありますか？ …… 82

Q アルツハイマー病の予防のために心掛けることにはどのようなものがありますか？ …… 144

Q 難聴が認知症のリスクと言われるようになりましたが，どのような関係があるのでしょうか？ …… 145

Q アルツハイマー病と女性ホルモンの関係について教えてください． …… 146

診断・鑑別編

Q&A 編は 147 ページ～

Q 認知症の人は，言葉に障害が出ることがあるのでしょうか．他人の言っていることを理解できないときがありますか？ …… 29

Q 認知症を心配してもの忘れ外来を受診したら，どのような検査をするのでしょうか． …… 30

Q 認知症症状としての人格変化は記憶障害と同じくらい早期に出現するようですが，早期診断の有効な手掛かりとなりうるでしょうか？ 36

Q 内科疾患により認知症を発症することがあるようですが，どのようなものがあるのでしょうか？ 44

Q 認知症の父が意識不明になり倒れました．救急病院では肝性脳症といわれました．肝性脳症と認知症は違うのですか？ 45

Q 隣家に 60 歳代の一人暮らしの女性がいます．被害妄想が強く，近所の人が困っています．この人は認知症ですか？ 51

Q アルツハイマー病にみられる妄想は，レビー小体型認知症や統合失調症などの妄想とは性質が異なりますか？　また違いがみられる場合，鑑別診断の上で参考になりますか？ 52

Q 仮性認知症という言葉をときどき聞きますが，仮性認知症は認知症とどう違うのですか？ 60

Q 認知症の人のもの忘れと普通の人のもの忘れとはどう違うのですか？　もの忘れの程度や症状について教えてください． 73

Q パーキンソン病とレビー小体型認知症の違いを教えてください． 81

Q 認知症患者の在宅診療では，どのような点に気を配り診ていったらよいでしょうか．家族に対するアドバイスを含めて教えてください． 112

Q レビー小体型認知症とアルツハイマー病の違いを教えてください． 113

Q スクリーニング検査で HDS-R と MMSE がよく用いられていますが，どのような違いがありますか？ 126

Q アルツハイマー病以外の変性性認知症とアルツハイマー病との鑑別は可能でしょうか？ 138

Q 認知症とアルツハイマー病は同じですか？ 147

Q MRI により脳梗塞が多く確認されましたが，今のところ認知症症状は全くみられません．こうした患者さんには認知症の予備軍として予防あるいは治療にあたるべきですか？ 147

Q アルツハイマー病と脳血管性障害を合併した患者さんの場合，どちらに比重を置いて治療にあたるべきですか？ 148

Q アミロイドアンギオパチーによる認知症について教えてください． 149

症状・対応・介護編

Q&A 編は 150 ページ～

Q 同じことを何度も言います．どのように対応したらよいでしょうか？ 24

つづく

Q 何回言っても理解してもらえません．わかってもらうにはどのように対応したらよいでしょうか． 67
Q 配偶者にもの忘れが多いので，病院を受診するように勧めていますが，応じてくれません．どのように対処すればよろしいでしょうか？ 96
Q 介護で疲れない工夫や症状を悪化させない工夫など，上手な介護の工夫について教えてください． 97
Q なぜ，徘徊するのでしょうか？　どのように対応したらよいでしょうか？ 114
Q 若年性認知症の人が昼夜問わず暴れ回り，徘徊します．どのような対応が必要なのでしょうか？ 122
Q もの盗られ妄想へのよい対応法はありますか？ 127
Q どこに相談したら，認知症のことを相談できますか？ 150
Q 認知症の人への接し方のポイントと話し方の注意点． 151
Q できることはできるだけ自分でやってもらうようにと指導されますが，具体的な方法を教えてください． 152
Q 認知症を認めたがらない父に診断・治療を受けてもらうにはどうしたらよいでしょうか？ 153
Q デイサービスの利用を嫌がるのですが，どうしたらよいでしょうか？ 154
Q 認知症の人との旅行の注意点を教えてください． 155
Q 夕暮れ症候群へのよい対応法はありますか？ 155
Q 認知症の人の昼夜逆転は改善できますか？ 156
Q 自動車の運転が心配です．やめてもらう方法のアドバイスをお願いします． 157
Q 認知症の人にやってほしくないことを理解してもらうコツを教えてください． 158
Q 認知症の夫に「計算問題」を勧めますが拒否されます．何か頭を使うことをしてもらうにはどうしたらよいでしょうか？ 159
Q 認知症の夫は以前にも増してプライドが高く怒りやすくなりました．どのように対応したらよいのでしょうか？ 160
Q 力の強い認知症男性に殴られトラウマになりました．殴るには理由がある，介護方法が悪いのではないか，認知症だから仕方がないなどとも考えますが，実際，認知症の人の暴力にどのように対応したらよいでしょうか？ 161
Q 認知リハビリテーションはどのような症状に対して有効なのでしょうか？ 162
Q 食事をしたことを忘れてしまいます． 162
Q 認知症の人の食事を介助するコツを教えてください． 163
Q 食事を手づかみで食べるのをやめてもらう方法を教えてください． 164

Q 父親が 84 歳で認知症と診断され，86 歳で転倒し入院．入院後，食欲がなくなり，経口摂取が困難となり，胃ろうにしたところ，元気を取り戻し，認知症で胃ろうの患者を受け入れる施設に入れました．今後どうなるのでしょうか？ …… 165
Q 認知症による異食の理由と対応方法を教えてください． …… 166
Q 最近，母が外出したがらなくなり，いつも同じ服を着ているようになりました．認知症でしょうか？ …… 167
Q 認知症の妻の収集癖を止めさせる方法があれば教えてください． …… 168
Q お金をしまったことを忘れてしまいますが，よい対応法はありますか？ …… 169
Q 88 歳の母は今まで健康でしたが，最近，私ども夫婦が家を購入し，母もその費用を負担してからお金にうるさくなり，いつもお金の心配をするようになりました．認知症なのでしょうか？ …… 170
Q 認知症の人の金銭管理について教えてください．とくに独り暮らしの場合の注意点も教えてください． …… 171
Q 入浴拒否への対応を教えてください． …… 172
Q 夜間のトイレ介助について，よい対応方法があれば教えてください． …… 173
Q 認知症の母が汚物をタンスの中にしまいこみます．よい対応法はありますか？ …… 174
Q 部屋や玄関での排泄は，どうしたらよいでしょうか？ …… 175
Q 弄便（ろうべん）をやめさせる方法を教えてください． …… 176

薬物療法編

Q＆A 編は 177 ページ～

Q 服薬拒否の対処法を教えてください． …… 25
Q 薬の影響で認知機能が低下することがあるのでしょうか？ …… 46
Q 認知症治療薬を初めて使用するときの注意点や副作用の観察方法を教えてください． …… 88
Q 認知機能改善を目的とする認知症治療薬には BPSD の改善効果もあるのでしょうか？ …… 128
Q 高齢者に副作用が出やすい理由を教えてください． …… 177
Q コリンエステラーゼ阻害薬は血管性認知症のどんな症状に効果あるでしょうか？ …… 178
Q コリンエステラーゼ阻害薬で精神症状が悪化しましたが，継続すべきでしょうか？ …… 179
Q コリンエステラーゼ阻害薬に抗精神病薬を併用する場合の注意点を教えてください． …… 180

つづく

Q スタチンや NSAIDs の認知症に対する作用について教えてください. 181

法律・社会支援システム編

Q&A 編は 182 ページ～

Q 認知症が疑われたら，どこに相談に行ったらよいですか？ 94
Q 介護サービスを利用したいのですが，どのようにしたらよいですか？ 95
Q 居宅で受けられるサービスにはどのようなものがありますか？　認定前でもサービスを利用できますか？ 95
Q 認知症の人の意思決定とその対応を教えてください. 104
Q 尊厳死について教えてください. 104
Q 介護度が低いのですが変更できますか？　介護サービスを利用するには，どのくらいのお金が必要ですか？ 115
Q かかりつけの先生がいません．どうしたらよいですか？　かかりつけの先生は変えられますか？ 182
Q 認知症カフェは気軽に参加できるのでしょうか？ 182
Q 施設入所を考えていますが，断られることがありますか？　入所すると認知症は進行しますか？ 183
Q 認知症になった親の預金を引き出せますか？　財産のことが心配です，何か公的制度はありますか？ 183
Q 認知症の人の遺言書は有効でしょうか？ 184

略語一覧

略　語	欧　文	和　文
AD	Alzheimer's disease	アルツハイマー病
ATD	Alzheimer-type dementia	アルツハイマー型認知症
CBD	corticobasal degeneration	大脳皮質基底核変性症
DLB	dementia with Lewy bodies	レビー小体型認知症
FTD	frontotemporal dementia	前頭側頭型認知症
FTLD	frontotemporal lobar degeneration	前頭側頭葉変性症
iNPH	idiopathic normal pressure hydrocephalus	特発性正常圧水頭症
PD	Parkinson's disease	パーキンソン病
PDD	Parkinson's disease with dementia	認知症を伴うパーキンソン病
VaD	vascular dementia	血管性認知症

略　語	欧　文	和　文
ADAS-Jcog	Alzheimer's Disease Assessment Scale-cognitive subscale-Japanese version	アルツハイマー病評価尺度-認知機能, 日本版
CDR	Clinical Dementia Rating	臨床的認知症尺度
DBD	Dementia Behavior Disturbance Scale	認知症行動障害尺度
eZIS	easy Z-score Imaging System	Z スコアによる脳機能画像評価
FAB	Frontal Assessment Battery	前頭葉機能検査
FAST	Functional Assessment Staging of Alzheimer's Disease	アルツハイマー病機能評価ステージング
GDS	Geriatric Depression Scale	老年期うつ病評価尺度
HDS-R	Hasegawa's Dementia Scale-revised	改訂長谷川式簡易知能評価スケール
iNPHGL	iNPH Grading Scale	特発性正常圧水頭症評価尺度
J-ZBI	Japanese Version of the Zarit Caregiver Burden Interview	Zarit 介護負担尺度日本語版
J-ZBI_8	Short Version of the Japanese Version of the Zarit CaregiverBurden Interview	J-ZBI の短縮版
MMSE	Mini-Mental State Examinaton	ミニメンタルステート検査
NPI	Neuropsychiatric Inventory	精神神経症状調査項目
RCPM	Raven's Colored Progressive Materices	レーブン色彩マトリックス検査
VSRAD	Voxel-based Specific Regional Analysis System for Alzheimer's Disease	早期アルツハイマー型認知症診断支援システム
WAIS	Wechsler Adult Intelligence Scale	ウェクスラー成人知能検査
WMS-R	Wechsler Memory Scale	ウェクスラー記憶検査

第 1 章

手順を踏んで認知症を診断・理解する

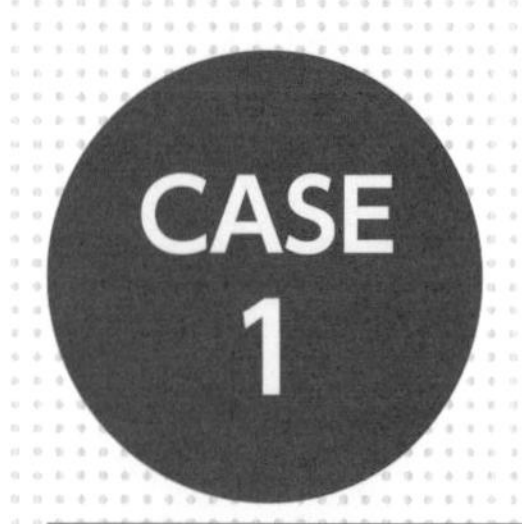

在宅介護を支えることができた若年性アルツハイマー病の症例

森村 安史
一般財団法人 仁明会 仁明会病院

症例提示：60 歳代後半，女性

主訴	もの忘れが進行し在宅生活が困難となった.
生活歴	特記すべきことなし.
家族歴	特記すべきことなし．夫との 2 人暮し．2 人の娘は結婚して独立した生活を営んでいる.
学歴	中卒

現病歴

X－13 年ごろから同じことを何度も言うなどでもの忘れに気づかれた．やがて娘の家まで一人で行けないようになった．電化製品を使えないなどの症状が目立つようになった．知人の顔もわからなくなり日常生活にも支障をきたすようになり，親戚からももの忘れを指摘されるようになったが，週 1 回半日のパートで掃除の仕事は続けていた．

X－12 年に認知症の精査を受けるため A 大学病院を受診した．各種の検査を受け，MMSE 17/30，脳血流 SPECT にて左頭頂葉，両側下部側頭葉，右頭頂葉，左前頭葉に強い血流低下を認め，左右差の強いアルツハイマー病（AD）① と診断された．ドネペジルの投与を受けしばらく通院したが，服薬を拒否するため通院は中断した．

X－11 年に通院が再開された．MMSE 7/30，ADASJ-Cog 36.3 ②，CDR 3 ③ となり 1 年前に比べて著しく増悪していた．MRI で脳萎縮の進行が確認された．また，深部白質の虚血性変化も増悪した ④．メマンチン，ドネペジルの投与が再開された．要介護 3 の認定 ⑤ を受けて，週 2 回デイサービスを利用し在宅にて夫が一人で介護を担っていた．夫と買い物に出かけ途中で迷子になり警察に保護されるといったエピソードもみられた．X 年まで A 大学病院に数ヵ月ごとに通院していたが，発語はほとんど消失し，簡単な質問に頷く程度になった．肺炎を併発し入院治療を受けることもあった．遠方の大学病院への通院が次第に困難となり，自宅に近い当院を紹介された．

経過

当院初診時にはすでに FAST 7a と重度であり ⑥，各種の認知症検査は実施不能であった．すでに把握反射や吸啜反射などの原始反射もみられた．身体的な介護もすべて夫が担っており，食事介助，摘便や入浴も夫が一人で行っている．そのため清潔保持も不十分で不適切な介護の結果，仙骨部や踵部に褥瘡が生じた．自分一人で最期まで妻の面倒をみるという覚悟の夫であったが，すでに家庭は崩壊し夫自身の生活も危機的な状況になっていた．夫の介護負担から妻が受ける不利益・問題点などについて十分に理解させ，訪問看護の導入と特養への短期入所 ⑦ を行うこととした．

88002-117 JCOPY

末期の若年性 AD であり，もはやメマンチンやドネペジルの効果もないことから投薬中止について説明したが，藁にもすがる思いで薬にも頼りたいとの夫の思いを受け入れてそのまま継続することとした．

X+4 年，夫はゆとりをもって妻の介護ができるようになり，褥瘡は完治し肺炎やその他の感染症なども併発することなく経過している⑧．下肢は屈曲拘縮し，まったくの無言で大声を出すなどもみられない．流動食を全介助で時間をかけて摂食する．昼夜の区別なく終日うとうとした状態となる．ミオクローヌス⑨も出現した．それでもなお在宅でできるだけみたいとの夫の思いも実現するため，短期入所の日数を増やして外来通院を続けている．最終的には在宅での看取りも検討し訪問診療の導入も検討している．

臨床のキーポイント

① 左右差の強い脳萎縮を示すアルツハイマー病

一般に，アルツハイマー病（Alzheimer's disease：AD）では脳萎縮の左右差は目立たない．前頭側頭葉変性症では脳萎縮の左右差が顕著である．しかし，ときに AD でも脳萎縮の左右差が目立つことがある．本症例はおそらく左前頭葉の萎縮が強いことが発語の低下と関連していると思われる．

② ADAS-JCog

アルツハイマー病評価尺度-認知機能，日本版（Alzheimer's Disease Assessment Scale-cognitive subscale Japanese version：ADAS-JCog）は認知症，特に AD のスクリーニングによく用いられる．70 点満点で 10 点以上で認知症が疑われる．

③ CDR

臨床的認知症尺度（Clinical Dementia Rating：CDR）は 5 段階で評価する観察式認知症行動評価スケール．正常範囲（CDR：0），認知症の疑い（CDR：0.5），軽度認知症（CDR：1），中等度認知症（CDR：2），高度認知症（CDR：3）で判定される．

④ AD の深部白質の虚血性変化の意義と評価

AD では臨床的に深部白質の虚血性変化を認めることが多く，これが顕著な場合は混合性認知症と診断される．

⑤ 介護保険の要支援・要介護

介護保険は要支援 1～2，要介護 1～5 の 7 段階の等級に区分される．

⑥ FAST

AD の機能評価ステージング（Functional Assessment Staging of Alzheimer's Disease：FAST）．ADL の障害の程度や本人の観察により認知症の重症度を 7 段階で判定していく．

⑦ 短期入所

ショートステイ．介護者のレスパイト（休息）が主たる目的で実施されることも多い．

⑧ 認知症の身体合併症

認知症では一般に経過のなかで誤嚥性肺炎や尿路感染症など，感染症を併発することが多い.

⑨ **ミオクローヌス**

ミオクローヌスは広範囲の脳損傷で生じる神経所見. プリオン病が有名だが, ADでも重度になるとみられる所見である.

症例掲載にあたり, 本人が特定されないようプライバシーに配慮して記載した. また, 本人ならびに家族より同意を得ている.

予防・リスク編

Q 睡眠障害とアルツハイマー病の関係について教えてください.

睡眠障害は多くの精神疾患・神経変性疾患に共通して認められます. アルツハイマー病と睡眠時間との関係について, 平均睡眠時間が7時間の人を基準にすると, 平均睡眠時間が6時間以下の人はリスクが1.36倍となり, また8時間以上の人でもリスクは1.27倍に上昇するという報告があります. 睡眠障害はアルツハイマー病の症状でもありますが, アルツハイマー病初期に過剰リン酸化タウが睡眠-覚醒を調節する部位に出現することが知られています. また, 健常人において夜間のアミロイドβ産生は断眠により上昇することが知られています.

また, マウスにおいて睡眠覚醒リズムを調節している淡蒼球の神経変性はアミロイド沈着を促進することが知られています. アミロイドβ蛋白レベルは覚醒時に高く睡眠時に低下しますので, アミロイドβ蛋白のクリアランスは睡眠時時に高まると考えられています. このような事実から, 断眠によりアミロイドβ蛋白の除去が障害されてアミロイドが沈着しやすくなり, さらにこのアミロイド沈着が睡眠障害を憎悪させるという悪循環が考えられます.

(武田雅俊)

Q 糖尿病とアルツハイマー病の関係について教えてください.

アルツハイマー病の脳で増加している老人斑は，その中心部に不溶化したアミロイドβ蛋白が沈着しています．そして，アミロイドβ蛋白の沈着は，認知症症状が現れる20年以上前から始まっています．近年，糖尿病とアミロイドβ蓄積の関係がわかってきました．膵臓から分泌されるインスリンによって血糖がコントロールされており，インスリン分泌量が低下したりインスリン作用が低下したりすると血糖値が上昇します．これが糖尿病です．インスリンはインスリン分解酵素（insulin degrading enzyme：IDE）により分解されますが，アミロイドβ蛋白もインスリン分解酵素により分解されます．つまりインスリン分解酵素は，アミロイドβ蛋白を除去する役割を担っています．

糖尿病になると，血糖値が上がりインスリン量が増えすぎてしまいます．すると，インスリン分解酵素はインスリンの分解で手いっぱいになり，脳内のアミロイドβ蛋白の除去が不十分となり，脳内にアミロイドβ蛋白が蓄積することになり，アルツハイマー病になりやすいと考えられます．

最近は，様々な疾患の原因として，小胞体ストレス，酸化ストレスなどとともに糖化ストレス（glycation stress）の関与が言われています．蛋白質や核酸の糖化（グリケーション）により生体情報調節や遺伝子発現が変化することにより疾患が惹起されるという考えです．このような意味からも糖尿病とアルツハイマー病の関係が示唆されています．

（武田雅俊）

Q 同じことを何度も言います．どのように対応したらよいでしょうか？

同じことを何回も言う，これも 2 つのパターンに明確に分けて考えます．

・同じことを繰り返し聞いてくる，質問する

・同じことを繰り返し話す

「同じことを何度も聞く」時は，記憶力の低下のため何回も聞いていることを忘れていることに加え，それに関して心配や不安が背景にある場合に起こります．つまり「今日はどこにいくんだっけ？」「出かけるのは何時だっけ？」このような言葉を繰り返し発言する心理状態は，これからの予定が自分の中であやふやになり不安の表れと捉えることが可能です．

対応策の一つとして，認知症の人にメモをしてもらう方法があります．聞いたことを書くのはトレーニングになりますし自立心を尊重することができるからです．ただし認知症が進むにつれ書いたものを確認する行為はだんだん少なくなり，メモしてもみない，あるいはメモの存在すら忘れてしまうことになります．

そこで，必要なことや一度聞かれたことを小さなホワイトボードなどに書き，それを食卓や冷蔵庫の扉など所定の見やすい場所におくのもよいでしょう．聞かれたら「あれを見てください」と伝えます．繰りかえし聞かれても「見る」ようにその都度繰り返し伝えると，次第に「見る」ことが習慣になっていきます．

「同じことを繰り返し話す」ことは，そのことを知ってほしい時，話したい時にみられます．認知症の人は言ったことを忘れていて，初めて話しているつもりなので，「何回も聞いた，何度同じことを言えば気が済むの」と責めるような対応はせず，初めて聞いたことのように対応するのが基本的な対応です．しかし，いつまでも初めて聞いたような対応で良いわけではありません．話す内容を知っているのですから「わかった，こうなんですよね」と先回りして話すことで「よくわかったね」「何で知っているの？」という驚きの反応がでると，同じことを言わなくなることがあります．または「そういえば」と別の話に転換したり，お茶やおやつにしたり，散歩や買い物に連れ出すなどで，気分を変えることも効果があります．

ただし，記憶障害で同じことを言うのと異なり，前頭側頭葉変性症の病状として同じ言葉を常同的に繰り返す場合は，選択的セロトニン再取り込み阻害薬（SSRI）で改善がみられることがあります．

（長澤かほる，水上勝義）

88002-117 JC

Q 服薬拒否の対処法を教えてください．

認知症者の服薬困難は記憶障害や病識欠如の表れと理解されることが多いのですが，実際はそのほかに視覚・嗅覚・味覚・聴覚・嚥下機能・手指の巧緻運動の衰えなどさまざまな要因が関与しています．認知症者が服薬したがらないとき，介護者はついつい理詰めで非難しがちです．少しでも悪化させたくないという介護者の思いは理解できますが，「薬を飲まないとどんどんニンチが進むでしょう！」といった忠告をしても本人に重く残るのは叱責された負の感情です．無理に飲ませようとすれば抵抗して吐き出すでしょう．食事に薬を混ぜるといった方法では，食事拒否を生じるリスクがあり，食べ物を残せば服薬量は不明です．被毒妄想に発展するかもしれません．冷静な対応として，「お薬をのみましたか」と書いた紙を食卓に置くとうまくいった，他の家族が定時に電話を入れて促すとうまくいった，などの介護経験が知られています．

内科薬を含むすべての処方薬の拒否もあるでしょう．高齢者の服薬アドヒアランス向上の工夫として，①内科同効薬を 1 剤にまとめる，②服薬回数を少なくする，③介護者の出勤前・帰宅後などにまとめる，④口腔内崩壊錠やゼリー剤，貼付剤など剤型を工夫する，⑤一包化調剤する，⑥服薬カレンダー・仕分け箱などを用いるなどの対処が挙げられます[1)]．

認知症治療薬への拒否については，認知症の治療は薬物療法がすべてではないこと，介護福祉サービスを導入して支援体制を構築し，支援が軌道に乗ってから薬をスタートする順番でもよいことを心にとめておきましょう．介護家族が単独で抱え込まないように福祉の窓口や家族会・認知症カフェなどとつながりを形成することが重要です．周囲にゆとりが生まれると，不思議に本人の拒否感は減っていくものです．本人の拒絶は周囲の焦りや不安の裏返しなのかもしれません．訪問介護やデイサービス利用時に服薬介助を依頼するのもよい対応です．介護家族の負担軽減が心理的・時間的なゆとりを生みます．

もし主治医が認知症の診断と薬剤処方だけの診療を行っているならば，介護家族が薬を飲ませることが自分の使命だと思っても仕方ないでしょう．主治医の関心が，本人の昼夜のリズムは？　今もできる役割や楽しみは？　散歩や地域の体操など身体を動かす機会は？　と認知症者の生活の質に向いていれば，家族の関心もそれらに向き，介護福祉サービス導入の必要性が伝わります．QOL の視点を抜きに，服薬履行を目標にしても治療はうまく進みません．支援のネットワークが整うにつれ，家族は介護のプロや先達から知恵を学び，本人に合った服薬支援を見出すことができます．本人の尊厳を守り，「寄り添うケア」の姿勢を医師・介護スタッフ・支援者・家族が共有できればこのうえないことです．

1）日本老年医学会，日本医療研究開発機構研究費・高齢者の薬物治療の安全性に関する研究 研究班編：高齢者の安全な薬物療法ガイドライン 2015．日本老年医学会，2015（https://www.jpn-geriat-soc.or.jp/info/topics/pdf/20170808_01.pdf）（参照 2020-12-19）

（布村明彦）

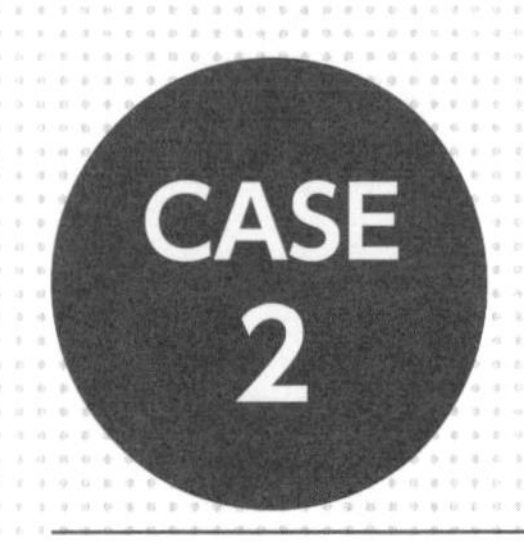

パーキンソン症状が前景となったレビー小体型認知症

森村 安史
一般財団法人 仁明会 仁明会病院

症例提示：80 歳代後半，男性

主訴 体の動きが悪くなった.

生活歴 特記すべきことなし.

家族歴 特記すべきことなし，妻と 2 人暮らし.

既往歴 糖尿病，肺気腫

現病歴 X－4～5 年ころから立ちくらみなどの自律神経症状が目立つようになった．めまいがひどく，夜間に大声を出すといった症状があり，X－2 年近医にて MRI 検査を受けレビー小体型認知症（DLB）を疑われた①．ドネペジルの投与を受けたが合わず，リバスチグミンの貼付を受けた②．X－1 年，専門医の診察を求めて遠方の A クリニックを受診した．回転性めまい，不眠，もの忘れ，手指振戦，歩行障害（小股歩行），幻視がみられ，MMSE 19/30．HDS-R 19/30 であり，DLB の診断のもと，再度ドネペジル，エスゾピクロンにて経過をみられた．しかしクリニックは余りにも遠く，通院することが困難となり X 年当院を紹介された.

初診時 HDS-R 18/30，MMSE 21/30，CDR 1，時計描画不可，錯綜図 4/4 ③，仮面様顔貌，右手に強いピルローリング様の振戦，両側の筋強剛，小股歩行，パーキンソン徴候 ④ が目立った．幻視はなく，認知機能の変動は激しかった．夜間の異常行動，レム睡眠行動障害を認め ⑤，DLB として経過をみることとした.

経過 ドネペジル 5 mg エスゾピクロン 2 mg の投与を継続した．パーキンソン症状が改善しないためアリセプト 5 mg に加えてレボドパ・ベンセラシド 100 mg を追加して経過をみた．さらに 1 ヵ月後にはレボドパ・ベンセラシド 200 mg に増量した ⑥．その結果，歩行障害はやや改善し，認知機能の変動もみられなくなった．幻視やレム睡眠行動障害も改善して DLB の症状は目立たなくなった．しかしなお，パーキンソン徴候のみが残った.

X＋10 ヵ月にはレボドパ・ベンセラシド 300 mg に増量したが，パーキンソン徴候はそれ以上には改善しなかった．DLB としての幻視やレム睡眠行動障害，認知機能の変動も少しは残すものの介護困難になるような事態には発展しなかった．デイサービスを利用しながら経過を観察した.

X＋15 ヵ月，MMSE 21/30 と変化はなかった．手指振戦や筋強剛は改善しないが，歩行は比較的安定し日常生活の自立度は改善されてきた.

88002-117 JCOPY

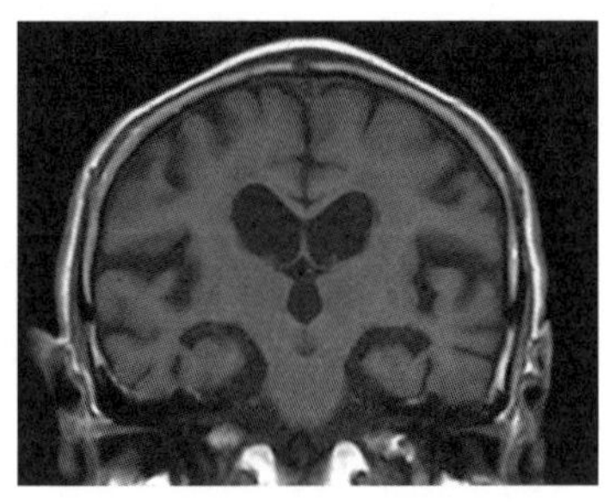

▶図1　本症例のMRI画像

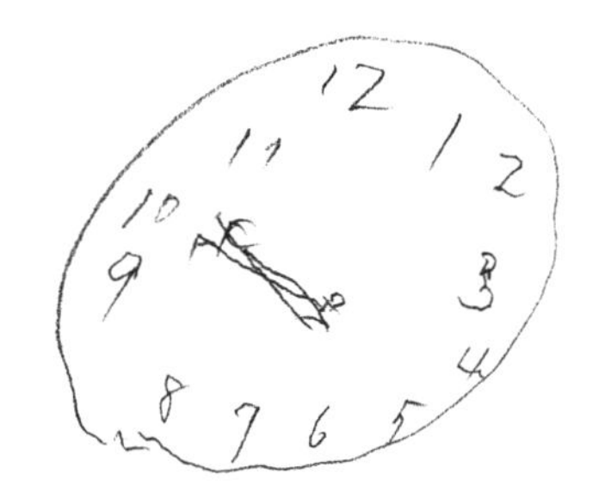

▶図2　本症例の時計描画テスト

X+2年，MRI Z score 2.57 海馬の萎縮も目立った（**図1**）.

X+26ヵ月，自宅居間でいすに座りテレビを見ながら静かに眠っているように，死亡しているのが発見された.

臨床のキーポイント

① レビー小体型認知症の診断基準

2017年のレビー小体型認知症（dementia with Lewy bodies：DLB）の診断では，「日常活動に支障を来す進行性の認知機能低下（必須）」に加えて「中核的特徴」および「指標的バイオマーカー」の該当数により「Probable DLB（ほぼ確実）」または「Possible DLB（疑い）」と診断する．詳細については，文献1，2）を参照のこと.

② DLBの薬物療法

日本でDLBに対して適応を有する薬剤はドネペジルのみである．しかし，海外では認知症を伴うパーキンソン病（Parkinson's disease with dementia：PDD）に対してリバスチグミンが適応を有しており，またDLB-PDDではアセチルコリン系の機能障害がアルツハイマー病（Alzheimer's disease：AD）以上に顕著であるとされており，コリン作動薬が全般に有効である可能性はある.

③ 時計描画テスト，錯綜図テスト

DLBではAD以上に視空間認知障害が顕著で，時計描画テストでも障害が目立つ場合が多い（**図2**）．錯綜図は一般にPoppelreuterの錯綜図が用いられる．高次脳機能障害学会の作成した標準高次視知覚検査の中にも採用されている．他に錯視を評価する課題として，ノイズパレイドリアテストがある.

④ DLBのパーキンソン症状

特発性のパーキンソニズムはDLBの中核的特徴の1つであり，動作緩慢，寡動，安静時振戦，筋強剛のうち1つ以上を認めることが要件となっている．精神科領域で目にするDLBではパーキンソニズムが目立たないことも少なくない.

⑤ DLBの睡眠障害

レム睡眠行動障害はDLBの中核的特徴の1つであり，しばしば認知機能の低下に先行する．夜間に体動が活発になる，ベッドから転落する，怖い夢を見る，大声で寝言を言う

といった症状を認める.

⑥ DLB に対する抗パーキンソン病薬

パーキンソニズムを認めることは DLB の中核的特徴の 1 つであるが，その薬物療法についてはパーキンソン病に準じる．しかしながら，抗パーキンソン病薬は重大な有害事象として精神症状の出現あるいは増悪をきたすことが知られている．DLB においても BPSD が増悪する可能性があり，慎重に薬物療法を進める必要がある．

症例掲載にあたり，本人が特定されないようプライバシーに配慮して記載した．また，本人ならびに家族より同意を得ている．

文　献

1) McKeith, I. G., Boeve, B. F., Dickson, D. W., et al.：Diagnosis and management of dementia with Lewy bodies：Fourth consensus report of the DLB Consortium. Neurology, 89 (1)；88-100, 2017
2) 日本神経学会監修,「認知症疾患診療ガイドライン」作成委員会編：認知症疾患診療ガイドライン 2017. 医学書院，東京，2017

Q 認知症の人は，言葉に障害が出ることがあるのでしょうか．他人の言っていることを理解できないときがありますか？

言語障害は，記憶障害，注意障害，実行機能障害などと並んで認知症でみられる主な認知機能障害の１つです．言語機能を司っているのは，主にウェルニッケ野，ブローカ野と呼ばれる部位を含めた脳の言語中枢領域です．言語中枢が障害され言語機能が低下すると，日常生活において言葉を話す，相手の話を聞いて理解する，文字を書く，文字を読むといったことが困難になる失語症の症状が出現することがあります．失語症は大きく流暢性（感覚性）失語と非流暢性（運動性）失語に分けられます．流暢性失語では，言葉は流暢に話せても相手が話していることや書いてある文章が理解できないのが特徴です．アルツハイマー病では会話がうまく成り立たないことはよく経験しますが，実はその背景に失語症があることは意外に多いのです．アルツハイマー病では少なくとも初期から非流暢性になることはなく，流暢性です．物の名前が出てこないこともよくみられます（健忘失語）．一方，病初期からうまく話せず，非流暢性になる場合は前頭側頭葉変性症を疑います．非流暢性失語では，相手が言っていることや文章を理解できても自分で言葉を発したり文章を書いたりすることが困難になります．特に他の認知機能が比較的保たれているのに非流暢性失語だけが進行していく場合，原発性進行性非流暢性失語症と呼ばれます．失語症は認知症以外にも脳卒中，頭部外傷，脳炎など，さまざまな病因でみられることがあります．言語機能障害がある方に対しては，言語聴覚士による言語リハビリテーションが有用です．日常生活においてはメモやカード，視覚的な文字や絵などを用いた工夫がコミュニケーションの改善に役立ちます．

（船木　桂，三村　將）

Q 認知症を心配してもの忘れ外来を受診したら，どのような検査をするのでしょうか．

もの忘れ外来では認知症か否かを判断するためのさまざまな検査を行いますが，何より大事なのは問診と，身体所見・神経学的所見を含めた患者さんの診察です．問診でもの忘れの経過を聴取するとともに，患者さんの意識レベルや言語，態度，思考形式や思考内容（幻覚・妄想など）を探り，認知機能に影響を与え得る身体疾患の徴候を把握します．特にもの忘れの経過や普段の様子については，患者さんをよく知る家族などの関係者からの情報が大切です．

検査としては，神経心理学的検査，血液検査，画像検査が重要です．スクリーニングとしての神経心理学的検査は，HDS-R や MMSE の他に，MOCA-J（Japanese Version of The Montreal Cognitive Assessment），ACE-Ⅲ（Addenbrooke's Cognitive Examination-Ⅲ），Cognistat などがあります．ADAS-cog（Alzheimer's Disease Assessment Scale-cognitive subscale）という検査もよく使われますが，40 分程度と時間がかかります．これらは複数の認知機能にまたがる検査です．一方，特に記憶に絞った検査としてはウェクスラー記憶検査（Wechsler Memory Scale：WMS-R）が有名で，そのサブスケールの論理的記憶が軽度認知障害の診断によく利用されます．社会生活における機能をみる検査では，臨床的認知症尺度（Clinical Dementia Rating：CDR）がよく使われます．

血液検査は一般生化学・末梢血検査・空腹時血糖に加えて，認知機能に影響を与え得る甲状腺機能（TSH，FT3，FT4）やビタミン B_1，B_{12}，葉酸を測定します．また病歴により，梅毒や HIV の検査を行います．脳脊髄液検査は，非典型例など診断が難しい場合に考慮します．

画像検査は，頭部 MRI 検査または頭部 CT 検査を行います．MRI には，VSRAD と呼ばれるソフトウェアが導入されているものもあり，VSRAD により海馬傍回の萎縮を定量的に調べることで，アルツハイマー病診断の参考になります．医療機関によっては，SPECT と呼ばれるシンチグラフィ（核医学検査）が可能なところもあります．SPECT は脳の血流を見る検査で，アルツハイマー病やレビー小体型認知症，前頭側頭型認知症などに特徴的な脳の血流低下部位のパターンを検出します．

レビー小体型認知症については，ドパミントランスポーターを画像化する DAT scan や，心臓の自律神経機能低下を反映する ^{123}I-MIBG 心筋シンチグラフィと呼ばれる検査も診断の指標的バイオマーカーとされています．加えて，レビー小体型認知症の中核的特徴の 1 つであるレム睡眠行動障害の診断には睡眠ポリグラフ検査を行います．

（文　鐘玉，三村　將）

88002-117

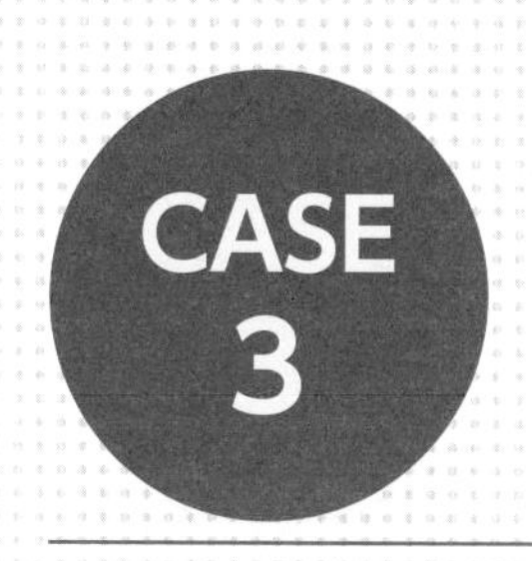

アルツハイマー型認知症と診断されていた前頭側頭型認知症

内海 久美子
砂川市立病院 認知症疾患医療センター

症例提示：50 歳代半ば，男性，左利き

主訴	毎日同じ内容の話を何度もする．力の入れ具合の加減がわからず道具を壊してしまう．すぐに声を荒げ大声をだす．
家族歴	精神疾患の家族歴はなし．
生活歴	高校卒業後，地元の役場に就職．20 歳代で結婚して，長男，長女の 2 子をもうける．初診時は，子ども 2 人は独立して遠方に居住しており，夫婦 2 人暮らし．役場にて部下を数人もち役職に就いていた．
性格	穏やかで優しい．
既往歴	40 歳代より高血圧症あり降圧剤を内服．
現病歴	X−5 年に，仕事上でのミスが多く部下とのコミュニケーションがうまくいかない，約束事を忘れる，携帯電話や DVD の操作方法がわからず訊くなどの症状が認められるようになった．また，仕事上で本人の責任ではないものの大きな損失をだす事故があり，そのことを気に病むようになったこともあり，A 総合病院精神科を受診した．HDS-R 20/30．MRI では側頭葉の著明な萎縮が認められた．脳脊髄液検査で総タウ蛋白の上昇 ① があり，若年性アルツハイマー型認知症と診断された．また職務上での責任を感じて不安が強かったため全般性不安障害の診断も本人と妻に告げられた．抗アルツハイマー病薬と抗不安薬の薬物療法が開始され，定期的通院を継続していた．その後も勤務を続けていたが，次第に会話が一方的で成立せず，業務をこなすことが困難になったため，役職をはずされ配置転換となって 1 人で行う単純作業の仕事のみを与えられ，退職を迫られるようになった．自宅でも会話がかみ合わず，簡単な作業でも集中力と持続力がなくすぐに放り出してしまう．また食へのこだわり（飴とガムと納豆は同じメーカーの物でなければだめ），時刻表的行動 ②（排泄や食事時間は毎日同じ時刻でなければならない），穏やかな性格だったが怒りっぽくなったなどの性格変化もみられてきた． X 年，かかりつけ医にて HDS-R 22/30 と改善して全般性不安障害も良くなったと説明されたことから，本人は自分の病気は良くなったと何度も主張するようになった．妻は診療に疑問を抱き，若年性認知症の本人と家族の会 ③ に相談して，当院を紹介され初診となった．
初診時所見	歩行などの運動機能に問題はなく，自力歩行で診察室に入室．診察には協力的で中座す

ることなし．発話は流暢で構音に異常なし．非常に多弁かつ陽気に以下の内容を，診察医が制止しないといつまでも何度も同じ話を続けた．

「5 年前に仕事でモヤモヤしたことがあって，A 病院を受診した．でも今はそのモヤモヤもなくなって医師からは全般性不安障害は良くなったと言われた．CT でも病気が止まっていると言われた」

「大自然（実在するメーカー名）という焼酎を毎日水割りで 3 杯飲む．大自然（実在しないメーカー名）という納豆も毎朝食べる．ヨーグルトも大自然（実在しないメーカー名）」と，“大自然”という言葉の保続が顕著であった．

診察医が本人に若いころ好きだった歌手はいますかと訊くと，初代アイドル女性歌手御三家の 1 人を挙げた．他の 2 人のアイドル歌手名も答えられたため，その 3 人のアイドル歌手の写真を見せて，最も好きだと答えた歌手の写真はどれかを選ばせるとまったく答えられなかったことから相貌失認 ④ を認めた．

しかし，既往歴やこれまで従事してきた職務については，詳細に語ることができた．言語理解や物品呼称においては問題を認めなかった．

検査所見

・神経学的所見：なし
・生化学，血液，尿所見：なし
・頭部 MRI：両側海馬の著明な萎縮（特に右）と右側頭葉〜前頭葉の萎縮あり（**図 1**）
・脳血流 SPECT：右優位の両側海馬・側頭葉・前頭葉の血流低下（**図 2**）
・心理検査

HDS-R：20/30（遅延再生，シリアル 7 5 物品，野菜の列挙で失点）
MMSE：26/30（遅延再生，シリアル 7 で失点）
リバーミード行動記憶検査：SPS 2 点　SS 1 点（いずれも大きくカットオフ下回る）
時計描画テスト：8.5 点
立方体の模写：問題なし
FAB（Frontal Assessment Battery）：7/18（概念化課題 1/3，言葉の流暢性 1/3，行動プログラム課題 3/2，反応の選択課題 0/3，抑制課題 0/3，把握行動課題 3/3）

診断

5 年前から記憶障害，実行機能障害が出現して，記憶障害の進行は緩慢であったが，次第に以下のような多彩な症状が加わっていった．行動面においては脱抑制症候・常同行動と保続的行動・注意散漫や維持困難，感情面では無頓着さ・感情失禁・性格変化，言語症状としては常同言語と保続．そして相貌失認を認め，前頭葉症状と右側頭葉の症状が主体であった．画像検査では，右に強い前頭側頭葉の異常所見を認め前頭側頭型認知症と診断した．

初診後の経過

前医から処方されていたコリンエステラーゼ阻害薬と抗不安薬は中止して漢方薬を開始した．まず職場の理解を得るために，上司に病状説明して本人はまだまだ勤務を続けたいという意思が強いため，本人ができるパソコン入力などの単純作業の役割に限定してもらうこととした．自宅では一方的に喋り続け，妻の心理的負担に対して家族支援を行った．

X+1 年，単純作業も困難になり，本人自ら「仕事を辞めた方がいいかな？」と言い出すようになったため退職となり，障害者年金を申請した．買い物に行くと，興奮して爆発

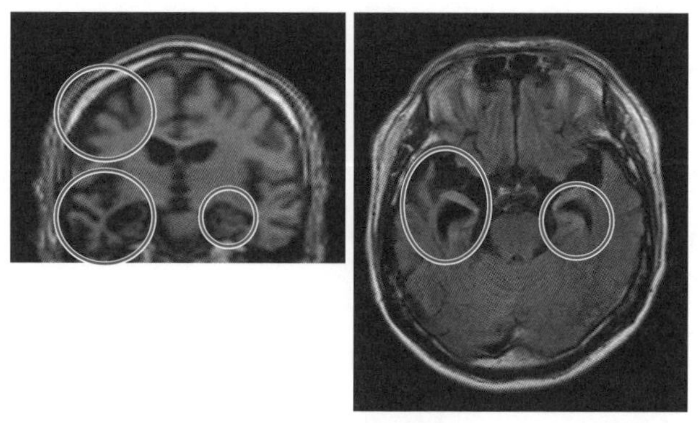

▶図 1　頭部 MRI
両側海馬の著明な萎縮（特に右）と右側頭葉〜前頭葉の萎縮

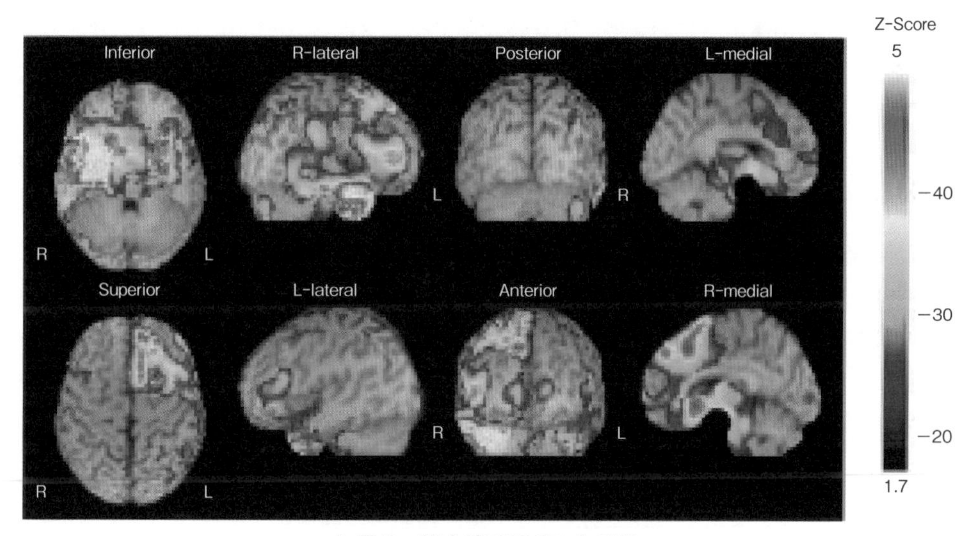

▶図 2　脳血流 SPECT（eZIS）
右優位の両側海馬・側頭葉・前頭葉の血流の低下

的大声をだし自制がきかなくなったため，リスペリドン 2 mg/2*朝・夕を開始して興奮は軽減した．自宅では，妻の指示に耳を貸さなくなり時には反抗的態度となった．1 日中 TV の前で甘い物ばかり食べて体重がかなり増加した．そのため障害者就労支援施設への通所を提案して，同意あり．通所先では畑仕事や運動をするようになった．しかし次第に発話量が減少かつ言葉の理解も困難になってきて，妻を認識できない場面も増えていった．また，同時期に指定難病 ⑤ の申請を行って医療費負担の軽減に努めた．

X+2 年，発熱と意識障害のため地元の B 病院に入院となったが，意識障害が遷延するため当院に転院．精査の結果，右慢性硬膜下血腫があり脳外科にて緊急手術となった．数日後，当科に転科して医療保護入院となった．発語は「ご飯ちょうだい」「帰るから」の短文のみで言語理解は不能．表情も乏しく，笑顔もなくなった．そのためリスペリドンは中止．帰宅願望もあり，妻の希望により 2 週間で自宅退院となった．要介護 3 となり，通所介護施設とショートステイを利用．診察場面では，座っていることができずすぐに立ち上がってしまう，合視もなく自発話もまったくなくなった．

X+3年，妻の介護疲労も限界になり当科に2回目の医療保護入院となった．前回の入院でみられた帰宅願望はないが，病棟内の徘徊あり．介護抵抗はないが，放尿あり．食事中でもお椀を持ったまま歩き出してしまい食事に集中できず．しかしボールペンと紙を渡すと，小さな字で判読不能な漢字を書き続ける行動がみられるようになった．4ヵ月後に介護施設へ退院となった．

臨床のキーポイント

① 脳脊髄液のタウ蛋白の上昇

認知症関連疾患において，脳脊髄検査で総タウ蛋白（t-tau）とリン酸化タウ蛋白（p-tau）の測定が2012年から保険収載され，実臨床で可能な検査となった．変性性認知症疾患の中では，アルツハイマー型認知症においても高値を示すが，タウオパチーと総称される前頭側頭型認知症（frontotemporal dementia：FTD）や大脳皮質基底核変性症や進行性核上性麻痺においても異常値を示す．しかし，t-tauとp-tauの明確な基準値が設定されていないのが現状であり[1]，鑑別診断においては，ほかの検査結果と臨床症状を総合して評価することが必要である．

② 時刻表的行動

FTDにみられる臨床症状の1つに，ある程度まとまった行動が繰り返される常同行動があるが，この常同行動が時間軸上にみられる場合，時刻表的行動（または時刻表的生活）と称される．例えば決まった時間に散歩に出かけ，決まった時間に食事をするなどの行動パターンである．その責任病巣としては，前頭葉眼窩面が考えられており側頭葉との関連も論じられている[2]．

③ 若年性認知症の本人と家族の会

若年性認知症の方や家族は，現役世代でもあることから高齢者の場合とは異なり，経済的問題など様々な課題や悩みに直面することが多い．そのため若年性認知症に特化した本人と家族の会が組織されており，情報交換や交流がされている．しかしその設置数は全国の若年認知症協議会に加盟している団体数が46（2021年6月現在）とまだ少なく，多くは大都市に限定されており，今後は当事者にとってアクセスしやすいよう全国的に広く展開されることが期待されている．

④ 相貌失認

相貌失認とは，熟知している人の顔を視覚的に同定できない視覚性認知障害の1つである．責任病巣としては，右側の側頭葉や後頭葉が考えられており，これまで様々な疾患（脳血管障害，脳外傷，脳腫瘍など）による同部位の障害が報告されている．

⑤ 指定難病

2014年に「難病の患者に対する医療等に関する法律」（難病法）が成立し，2015年から医療費の公費負担制度が施行された．この難病指定に前頭側頭葉変性症も加わり，医療費助成の対象疾患となったことは患者家族にとっては経済的負担の軽減につながっている.

症例掲載にあたり，本人が特定されないようプライバシーに配慮して記載した．また，本人ならびに家族より同意を得ている.

文　献

1）河月　稔：脳脊髄液検査．医学検査，66（J-STAGE）；39-46，2017
2）池田　学：前頭側頭型認知症の症候学．臨床神経，48；1002-1004，2008

Q 認知症症状としての人格変化は記憶障害と同じくらい早期に出現するようですが，早期診断の有効な手掛かりとなりうるでしょうか？

人格変化とは，もともとの人格傾向が量・質的に変化して病的となった状態で，認知症では早期からアパシーや易怒性，脱抑制など多少なりとも人格変化を伴います[1]．この中でアパシーは全ての疾患に病初期から高頻度に起こる症状です．したがって，早期診断の有効な手掛かりとなります．

アパシーには，①情動反応の低下による動機づけの障害，②認知機能低下による計画立案の障害，③自己活性化による障害の３つの型があります[2]．①は情動反応の低下により，興味や関心が低下し，報酬による動機づけもなされなくなる状態です．「なにか興味があることはありますか？」「新しいことを学ぶことに興味がありますか？」等の質問で評価されます．②は認知機能低下のために，様々な日常生活動作を行うための方法がわからなくなり行動量が低下する状態です．遂行機能障害とも考えられます．③は，発動性そのものが低下し，行動の開始ができなくなる状態です．「行動を開始する際に毎回指示や後押しが必要ですか？」等の質問で評価されます．

アルツハイマー病では約 40%に，レビー小体型認知症は約 60%に，前頭側頭葉変性症では約 70%に早期からアパシーがみられます[3]．前頭側頭葉変性症では，さらに初発症状として，社会的関心の喪失，常同行動もみられ，これらは臨床診断基準の項目に含まれています[4,5]．

文　献

1）大熊輝雄原著，「現代臨床精神医学」第 12 版改訂委員会編：現代臨床精神医学改訂第 12 版．金原出版，東京，2013
2）Levy, R., Dubois, B.：Apathy and the functional anatomy of the prefrontal cortex-basal ganglia circuits. Cereb Cortex, 16（7）; 916-928, 2006
3）Kazui, H., Yoshiyama, K., Kanemoto, H., et al.：Differences of Behavioral and Psychological Symptoms of Dementia in Disease Severity in Four Major Dementias. PLoS One, 11（8）; e0161092, 2016
4）Rascovsky, K., Hodges, J. R., Knopman, D., et al.：Sensitivity of revised diagnostic criteria for the behavioural variant of frontotemporal dementia. Brain, 134（Pt 9）; 2456-2477, 2011
5）Shinagawa, S., Ikeda, M., Fukuhara, R., et al.：Initial symptoms in frontotemporal dementia and semantic dementia compared with Alzheimer's disease. Dement Geriatr Cogn Disord, 21（2）; 74-80, 2006

（樫林哲雄，數井裕光）

88002-117 JCOPY

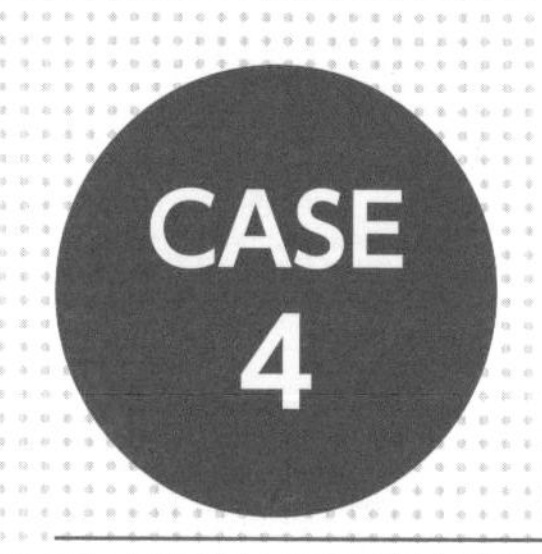

認知障害と歩行障害が軽微であったため診断に難渋した特発性正常圧水頭症例

數井 裕光
高知大学医学部 神経精神科学教室

症例提示：70 歳代，男性

主訴　(患者本人) 仕事上のケアレスミス，もの忘れ.
(妻) 特に困っていることはない.

現病歴　X−8 年から頸部のつっぱり感を自覚. X−7 年頃から，経済的な問題，仕事上のストレスが増え，もの忘れ，ケアレスミスを自覚するようになった. そこで A 病院精神科を受診. 身体表現性障害とそれに起因するうつ状態と診断された. 抗うつ薬，抗不安薬で治療されたが，症状に改善を認めなかったため入院となった. この入院にて器質性脳疾患を明らかにできなかったが，入院することで環境調整が行えたためか薬剤の変更なしで症状が軽減した. ただしこのとき，認知機能検査で軽度の認知機能低下が認められた.

X−6 年，仕事が多忙となり職務に支障が出始めた. また頸部のつっぱり感に加え，歩行もやや小刻みになった. このため仕事を退職. その後も悪化は認めないものの症状が持続. X−2 年には頭部 MRI で全般性の脳室拡大，脳血流 SPECT 検査で後頭葉の血流低下を認めたため，レビー小体型認知症 (DLB) が疑われた. しかし幻視，パーキンソニズム，認知機能の変動，レム期睡眠行動異常症は認めず，イオフルパン SPECT 検査，MIBG 心筋シンチグラフィ検査でも正常であったため DLB は否定的であった. その後も症状は著変なく持続していたが，X 年，トイレの電気の消し忘れ，水道の蛇口の閉め忘れなどが目立つようになり，動作緩慢も認めるようになったため，再度入院精査となった. このときは，頸部のつっぱり感は消失していた.

既往歴　X−12 年より 2 型糖尿病，X−10 年に顎関節症，X−8 年より高血圧症.

家族歴　弟がうつ病.

生活歴・職歴　同胞 2 人 1 番目. 大学卒業後，家業の会社に入社. 一時は事業拡大したが，X−10 年に倒産. その後は，アルバイトに従事. 結婚 2 回，離婚 1 回.

病前性格　温厚で，優しい人柄.

入院時現症　礼節は保たれており，診察に協力的であった. 診察場面での理解も良好であったが，会話の速度はやや遅く動作もやや緩慢であった. 入院時の MMSE の得点は 24/30. 時間の見当識で，現在の年を間違え 4/5，シリアル 7 は 3/5，遅延再生は 0/3 であった. しかし遅延再生できなかった 3 単語の再認は 2/3 で，虚再認は認めなかった. 以上より思考緩慢と注意障害を認めるが，記憶障害と見当識障害は軽度と考えられた.

精神症状　高齢者のうつ症状を自己評価してもらうGeriatric Depression Scale（GDS）の得点は5/15点であった．12種類の行動・心理症状を，介護者が評価するNeuropsychiatric Inventory（NPI）では，妻は本人のうつを頻度4（1日1度以上），重症度1（気を紛らわせたり安心させることに反応するレベル），不安を頻度1（週に1度未満），重症度1と評価した．その他の精神症状は認めず，性格の変化もないとのことであった．

歩容 ②　歩行は小刻みで，足の挙上が十分でなく，すり足傾向であった．また左右の足の間隔がやや広く，がに股であった．歩行時の手の振りは自然で，低下は認めなかった．以上の特徴は，日常生活場面の観察で得られたもので，医師による歩容の評価時にはこれらの特徴が目立たなくなる傾向があった．

頭部CT所見 ③　以前の画像結果と同様に脳室拡大と前頭葉内側部の拡大を認めた（**図**）．さらにこのとき，高位部の大脳縦裂の狭小化とその周囲の脳溝の狭小化が疑われ，特発性正常圧水頭症（iNPH）が鑑別に挙がった．前頭葉内側部のくも膜下腔の拡大も，iNPHに伴う局所的な脳脊髄液貯留の可能性があると考えられた．

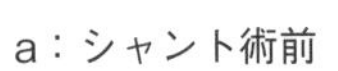

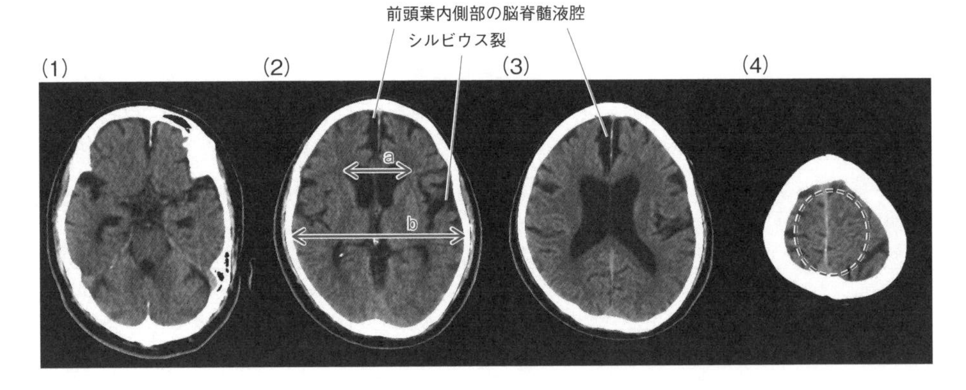

b：シャント術1年後

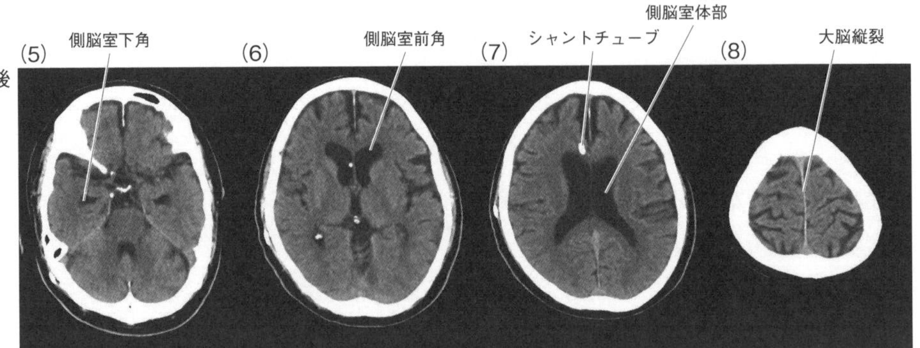

▶図　本症例のシャント術前と術後1年の時点での頭部CT水平断像

シャント術前の頭部CT画像で，側脳室の拡大（画像（1），（2），（3）），前頭葉内側部の脳脊髄液腔の拡大（画像（2），（3）），高位の大脳縦裂とその周辺領域の脳溝の狭小化（画像（4））を認めた．そして，術後には，側脳室下角（（1）と（5）の比較），側脳室前角（（2）と（6）の比較），側脳室体部（（3）と（7）の比較）のすべてにおいて側脳室の拡大の程度が軽減した．またEvans index（a/b，a＝両側側脳室前角間最大幅，b＝同一スライスでの頭蓋内腔最大幅）も，シャント術前の画像で0.37から術後の画像で0.34と縮小した．さらに前頭葉内側部の脳脊髄液腔の拡大，大脳縦裂の狭小化，大脳縦裂周辺の脳溝の狭小化も改善した．

88002-117 JCOPY

▶表1　**特発性正常圧水頭症診療ガイドライン第3版における iNPH 診断基準(抜粋)**

Suspected iNPH	①60 歳代以降に発症する. ②脳室が拡大（Evans Index＞0.3）している.
Possible iNPH	①Suspected iNPH の項目を満たす. ②歩行障害，認知障害および尿失禁のうち 1 つ以上を認める. ③脳室拡大をきたす可能性のある先行疾患（くも膜下出血，髄膜炎，頭部外傷，先天性水頭症，中脳水道狭窄症など）がない.
Probable iNPH	①Possible iNPH の項目を満たす. ②脳脊髄液圧が 20 cmH_2O 以下で脳脊髄液の性状が正常. ③以下のいずれかを認める. 1）歩行障害があり，脳室拡大に加えて，高位円蓋部/正中部の脳溝，くも膜下腔の狭小化が認められる. 2）脳脊髄液排除試験で症状の改善を認める.
Definite iNPH	シャント術施行後，客観的に症状の改善が示される.

(「特発性正常圧水頭症の診療ガイドライン作成に関する研究」班 日本正常圧水頭症学会監：特発性正常圧水頭症診療ガイドライン 第3版. メディカルレビュー社，東京，2020[1]をもとに著者作成)

この時点での患者と家族への説明

「今回，頭部 CT を撮影した結果，iNPH の可能性があると考えられました．現在の思考がゆっくりに，歩行が小刻みになっているのは iNPH の症状である可能性があります．iNPH 診療ガイドラインの診断基準（**表 1**）に従うと，現時点では Possible iNPH となります．iNPH について簡単に説明しますが，我々の頭の中には脳脊髄液（CSF）が流れています．CSF は側脳室でできて，それが脳内を巡って，吸収されます．iNPH では，主として CSF の吸収が悪くなり，脳の中に CSF が過剰に貯留します．そしてこれが周囲の脳を圧迫して，認知機能障害，歩行障害，尿失禁の 3 徴と呼ばれる症状が出現します．患者さんには現在，3 徴のなかの認知機能障害と歩行障害を認めていると考えられます．Possible iNPH と診断された人に対しては，CSF 排除試験（タップテスト）を行うのが一般的です．この検査は，過剰に脳に貯まった CSF を一時的に腰部から排除して，3 徴の改善を調べる検査です．少し長い針を腰部に刺して，その針から CSF を 30 cc 程度排除します．脳内のくも膜下腔と腰部のくも膜下腔はつながっているので，腰部から CSF を排除することで脳内の CSF 量を減らすことができます．この CSF 排除の前後に 3 徴を評価して改善を認めたら iNPH の診断が確定します．またシャント術をすれば，長期的に症状が改善すると予想されます．一般的には，タップテストだけでは長期的な症状の改善は見込めません．CSF は常に新しく産生されているので，腰部に穿刺して開けた穴が塞がれば，症状はもとに戻ってしまうのです．シャント術を受けるか否かは，大きな決断なので，タップテストの結果を見てからで良いです．もしもタップテストで明らかな改善が認められなければ，もうしばらく経過観察させていただくことになると思います」というように説明したところ，タップテストを受けたいとの希望があったので実施した．

CSF 検査，タップテスト ④

CSF は無色透明で，初圧 17.5 cmH_2O，30 mL 排除し，終圧 6.2 cmH_2O，細胞数 3/μL，蛋白 35 mg/dL，糖 61 mg/dL であった．また，タップテストの結果は陽性であった（**表 2**）．この結果を本人と家族に説明するとともに iNPH の診断が確定(Probable iNPH)したことを説明した．しっかりと歩けるようになり，歩行速度が速くなった，会話時のスピードが速くなったと妻も感じていた．本人も同様で，周囲の人からに歩き方がしっかりとしたと言ってもらえたとのことであった．手術は恐いが受けたいとのことであった．そ

▶表2　タップテストの結果とシャント術後の評価の結果

	タップテスト		シャント術後	
	CSF 排除前	CSF 排除後	3M後	1年後
MMSE（　/30）	24	29	27	27
WAIS-Ⅲ符号課題（評価点）	10	10	10	10
FAB（　/18）	16	18	16	17
TUG（秒）	17.5	13.1	12.5	11.5
10m往復歩行（秒）	26	19	16.6	16
GSSR（　/18）	5	3	3	3
iNPHGL（　/4）				
歩行障害	2	2	1	1
認知障害	2	2	1	1
排尿障害	0	0	0	0
mRS（　/5）	2	2	2	2

MMSE（Mini-Mental State Examination）
WAIS（Wechsler Adult Intelligence Scale）-Ⅲの符号課題：WAIS-Ⅲの下位検査の1つで，精神運動速度を評価する検査
FAB（Frontal Assessment Battery）：前頭葉機能のスクリーニング検査
TUG（Timed Up & Go test）
GSSR（Gait Status Scale Revised）：ワイドベース，小刻み歩行，加速歩行，すくみ足，姿勢反射障害など歩容に関する10項目を評価し合計する．得点が大きいほど，症状が悪いことを示す．
iNPHGL（iNPH Grading Scale）：iNPHの3徴それぞれを0〜4に5段階評価するスケール．得点が大きいほうが，症状が重度であることを示す．
mRS（Modified Rankin Scale）：iNPHの診療では，生活自立度を本スケールで評価することが多い．0（正常）〜6（死亡）までの7段階に評価し，得点が大きいほうが悪い状態を示す．

こで脳神経外科医の診察を設定して，精神科での精査入院を終了とした．

脳神経外科医の診察では，一般的には，シャント術の方法について（脳室-腹腔シャント術（ventriculoperitoneal shunt：VPシャント）と腰部くも膜下腔-腹腔シャント術（lumbar-peritoneal shunt：LPシャント），手術時間，起こりうる有害事象，手術後の生活の留意点などが説明される．患者の身体状態などを総合的に考え，シャント術の適応の有無，実施する場合のシャント術式，使用するシャントバルブなどについては脳神経外科医が決定する．

脳神経外科医の診察を受けたあと，本例に精神科外来を再診してもらったところシャント術を受けたいとのことであった．脳神経外科医からは，シャント術の実施は可能との報告を得ていたため，シャント術を受けることになった．

脳神経外科での入院治療⑤

脳神経外科で，圧可変式シャントバルブ（本例ではコドマン社のセルタス）を用いたVPシャント術が施行された．術中はシャントバルブ圧を5に設定していたが，術後の評価で，歩行状態と頭部CTにおいて，明らかな改善を認めていなかったため，術後4日目にシャントバルブの圧設定を4に変更した．その後，歩幅が大きくなり歩行速度も早くなった．頭部CTでも，脳室のサイズが縮小し，大脳縦裂/高位円蓋部の狭小化が改善した．シャント術によって他覚的な改善を認めたためDefinite iNPHと診断が確定され，退院となった．

88002-117 JCOPY

シャント術後の経過観察 ⑥

シャント術後1ヵ月の時点とその後3ヵ月ごとに，精神科と脳神経外科の外来診察を受けてもらっている．経過は良好である（**表2**）．

臨床のキーポイント

① 特発性正常圧水頭症について

正常圧水頭症（NPH）は，脳室拡大を認めるが，脳脊髄液（cerebrospinal fluid：CSF）圧は正常範囲内で，認知障害，歩行障害，排尿障害の3徴を認める病態である．NPHは，くも膜下出血や脳炎の数ヵ月後に，比較的亜急性に症状が顕在化する二次性NPHと先行疾患を認めず，緩徐に3徴が出現する特発性正常圧水頭症（idiopathic Normal Pressure Hydrocephalus：iNPH）に大別される．二次性NPHは先行疾患の経過観察中に発見されることが多く診断が遅れることは少ない．しかしiNPHは，3徴が高齢者においては非特異的な症状であること，緩徐に進行すること，脳室拡大を認めるが3徴が他覚的には明瞭ではなく，ふらつき，物忘れなどを自覚するのみの段階があることなどから，加齢性変化や他の精神神経疾患と考えられ，診断が遅れることがある．頭部CTでも，下角を含む側脳室の全般性の拡大や，これに加え前頭葉内側部のくも膜下腔の拡大を認めることがあるため，もの忘れが軽いアルツハイマー病の初期？　脱抑制などが目立たない前頭側頭葉変性症？　幻視のないレビー小体型認知症？　というように診断に悩む症例も多い．

最近，行われたiNPHに関する複数の疫学研究で，iNPHは地域在住高齢者の0.2～3.7%に存在する高頻度の病態であることがわかってきた．そのため，認知機能障害の訴えと脳室拡大を認める高齢者においては，iNPHも鑑別診断の1つに加えることが必要である．

② iNPHの3徴の特徴

iNPHの診断には，3徴の特徴を知ることが有用である．認知機能障害は，思考緩慢と注意障害が目立つが，記憶障害は比較的軽く，3単語の記憶検査では，遅延再生は低下するが遅延再認は保たれることが多い．歩行障害は，左右の足の間隔が広くなり，小刻みで，足の挙がりが悪く，すり足傾向になるのが特徴である．がに股となることも多い．歩行速度はゆっくりとなる．パーキンソン病とは異なり，歩行時の両上肢の自然な振りは保たれる．軽症例では，本例のように診察時にはiNPHの特徴的な歩容が明らかにならないことがある．そのため，自然な状況で歩容を観察するなどの工夫が必要である．排尿障害については尿失禁の前に頻尿を認めることが多く，尿意促迫も特徴的な症状である．

③ iNPHの形態画像所見

脳室拡大が重要な所見で，慣習的にEvans index＞0.3が基準とされている．脳室拡大に加えて，シルビウス裂も拡大する，一方で，高位円蓋部のくも膜下腔の狭小化，大脳縦裂の狭小化が認められる．また高位円蓋部や正中部に局所的なCSF貯留像が約3割の症例で認められる．

④ タップテスト

『特発性正常圧水頭症診療ガイドライン第3版』[1)]では，比較的太い穿刺針（19ゲージ）

で腰椎穿刺を行い，CSF を 30 mL あるいは，終圧が 0 cmH_2O になるまで排除する．同時に CSF 一般検査も行う．この前後で 3 徴の評価を行う．MMSE で 3 点以上の改善，Timed Up & Go test（TUG：いすに座った位置から立ち上がり，3 m 前方に歩き，そこで方向転換して戻ってきていすに座るまでの時間を計測する検査）や 10 m 歩行テスト（10 m の距離を往復歩行してもらい時間を計測する）で 10％以上の改善がみられれば，タップテスト陽性と判定し，シャント術の実施を考慮する．

⑤ 脳神経外科での入院治療

脳神経外科でのシャント術のための入院期間は 10 日間程度であることが多い．入院後，手術前からリハビリテーションを開始し，手術後も継続する．iNPH に対しては，シャント術後にバルブ圧を調整できる圧可変式シャントバルブが用いられる．そして術後，適正圧に調整した後，退院となる．

⑥ 術後の経過観察

シャント術後は，精神科と脳神経外科とで併診する継続診療が望ましい．精神科では，臨床症状の観察，生活支援という通常の精神科診療を行い，脳神経外科ではシャントバルブの動作確認，圧調整，頭部 CT でのフォローアップなどを行ってもらうのが一般的だと思われる．

⑦ 精神科で遭遇しやすい iNPH 例の特徴

歩行障害よりも認知機能障害や精神症状が目立つ症例は，脳神経外科ではなく精神科を受診しやすい．上述したように iNPH では 3 徴が他覚的に明らかでない時期でも，ふらつき，もの忘れなどを自覚していることがある．そして身体表現性障害，神経症，心気症などと診断されていることがある．長期的にこのような症状を訴えている高齢者に対しては，一度，頭部 CT を撮ることが望まれる．

⑧ 脳神経外科医との円滑な連携のコツ

iNPH 例を脳神経外科医に紹介してもシャント術の適応がないと言われることがあり，この点は課題である．ここでは筆者が有効だと思う対応法を列挙するので，検討，実践していただきたい．

①2020 年 3 月 1 日に出版された『特発性正常圧水頭症診療ガイドライン第 3 版』[1]に従って診療する．

②脳室とシルビウス裂の拡大，高位円蓋部と大脳縦裂の狭小化が明らかで，歩容が iNPH 典型的である症例，認知障害が比較的軽い症例のシャント術を依頼する．

③シャント術を受けた後でも認知障害，アパシーなどの精神症状が残存することは多いため，シャント術後の継続診療を精神科でも行うことを紹介状に明記する．

④タップテストを精神科施設で実施する．そして CSF 排除によって，例えば，MMSE が 4 点改善した，TUG で 15％の改善を認めた，歩容にも改善を認めたというように紹介状に記載する．タップテスト陽性と判定された症例を脳神経外科医がシャント術を検討しないことはないと思われる．逆に MMSE，TUG，タップテストの実施が困難な程の重症例はシャント術を受けられない可能性が高い．

88002-117 JCOPY

症例掲載にあたり，本人が特定されないようプライバシーに配慮して記載した．また，本人ならびに家族より同意を得ている．

文献

1)「特発性正常圧水頭症の診療ガイドライン作成に関する研究」班 日本正常圧水頭症学会監：特発性正常圧水頭症診療ガイドライン第3版．メディカルレビュー社，東京，2020

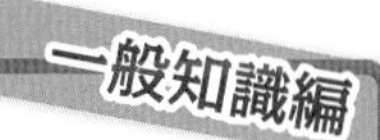

Q 回復する認知症もありますか？

もの忘れ外来などの認知症専門外来を受診した患者の大半はアルツハイマー型認知症やレビー小体型認知症といった進行性の神経変性疾患や脳血管障害による認知症であり，現在の医学では根本的に回復することが困難な疾患です．しかし，専門外来を受診する患者のうち約10%は，「treatable dementia」とよばれる認知機能低下を呈する疾患であると指摘されています．これらは早期に発見され適切な治療を受けることで回復の可能性が期待でき，見逃してはいけない疾患です．Treatable dementiaには，特発性正常圧水頭症，慢性硬膜下血腫などの脳神経外科的疾患や，甲状腺機能低下症などの内分泌疾患，ビタミン欠乏，ヘルペス脳炎や辺縁系脳炎，神経梅毒，低血糖，薬剤による認知機能低下が含まれ，近年ではてんかんも注目されています．これらの疾患を検出するためには，慎重な病歴聴取や認知機能の評価，神経学的検査，MRIやCTなどの頭部画像や血液検査などを行い，幅広くスクリーニングしておく必要があります．また，連続飲酒，生活リズム障害，日中の活動性低下，廃用症候群などが認知機能低下を増悪させる要因になっている場合は，生活習慣への介入により状態の回復が期待されます．

（福原竜治，相澤明憲）

Q 内科疾患により認知症を発症することがあるようですが，どのようなものがあるのでしょうか？

感染症では梅毒感染，ヘルペス脳炎などの脳炎，代謝性疾患では慢性肝性脳症，アルコール関連障害，甲状腺機能低下症などが認知症を発症する疾患です．

梅毒スピロヘータ感染による認知症は神経梅毒と呼ばれます．初感染後10週間までの第1～2期に25～60%に中枢神経浸潤が起こり，早期神経梅毒となります．多くは無症候性ですが，5%程度は症候性で髄膜炎や脳神経炎，眼症状等を引き起こします．さらに2～50年では後期神経梅毒の状態となり，後索・後根の障害による脊髄癆と見当識障害，記銘力障害，判断力の障害などの認知機能障害や幻視，妄想，人格の変化などの精神症状などの多彩な症状がみられる進行麻痺を発症します[1]．

ヘルペス脳炎はほとんどが単純ヘルペスウイルス1型の感染で側頭葉底面や前頭葉眼窩面に非対称性の障害を呈することが多いです．見当識障害，記憶障害，人格の変化，失語症などの認知機能障害やてんかん，嗅覚障害がみられます[2]．

慢性肝性脳症は長期にわたる肝障害で門脈系と全身循環系にシャントが形成され腸管内で発生するアンモニアなどの神経毒が分解されずに脳に達することで起こります．記憶障害を始めとした認知機能障害，無為，無関心，人格の変化，過眠や睡眠覚醒リズムの障害をきたします[2]．羽ばたき振戦，パーキンソニズム，錐体外路徴候，構音障害などの運動障害や意識障害もみられます．

慢性アルコール依存症ではビタミンB_1欠乏によって意識障害，運動失調，眼球運動障害をきたす急性のウェルニッケ脳症をきたし，チアミンの補充がされなければ，後遺障害として作話傾向のある記憶障害が特徴的なコルサコフ症候群をきたします[2]．アルコール関連障害はビタミンB_1を含む多数の栄養素の障害を併せ持つ状態であり，画像上の脳萎縮，脳重減少，神経細胞減少をきたします．

甲状腺機能低下症は動作および精神緩慢をきたし，集中力低下や記憶障害を呈し認知症の原因となります[2]．

文　献

1）日本性感染症学会：梅毒診療ガイド．2018（http://jssti.umin.jp/pdf/syphilis-medical_guide.pdf）（参照 2021-07-28）
2）日本認知症学会編：認知症テキストブック．中外医学社，東京，2008

（樫林哲雄，數井裕光）

88002-117 JCOPY

Q 認知症の父が意識不明になり倒れました．救急病院では肝性脳症といわれました．肝性脳症と認知症は違うのですか？

肝性脳症とは，重度の肝臓の機能低下により正常なら肝臓で除去されるはずの有害物質（主にアンモニア）が血液中に増加し，脳に作用することで生じる意識障害と考えられています．肝硬変が進行した場合や劇症肝炎などの重篤な肝障害によって引き起こされることが多い病態です．アルコール依存症が背景に存在することもあります．症状としては見当識障害，傾眠，抑うつ状態，興奮，異常な行動，幻覚などが意識障害の程度によってみられます．羽ばたき振戦と呼ばれる不随意運動や三相波と呼ばれる特徴的な脳波所見がみられることもあります．治療は脱水，感染症，消化管出血，便秘などの増悪因子があれば対処し，血中アンモニア値を下げるための食事療法や薬物療法を行います．治療により血中アンモニア値など病態がコントロールできれば見当識障害や混乱などの症状は改善をするため，肝性脳症はtreatable dementia，つまり治療により改善しうる認知症様の症状の1つです．一方で，認知症は慢性経過で症状の進行が予測されます．この方の場合，もともと飲酒量が多くアルコール依存により肝性脳症を生じたかがポイントになります．しばしばアルコール依存を背景にアルコール性認知症をきたすことがあります．

（船木　桂，三村　將）

Q 薬の影響で認知機能が低下することがあるのでしょうか？

認知機能に悪影響を及ぼす可能性のある薬剤は，市販薬にも多数存在します．総合感冒薬，解熱鎮痛薬，催眠鎮静薬，抗アレルギー薬，鎮咳去痰薬など，とくに高齢者では注意機能や覚醒度を低下させ，記憶・見当識などの障害を引き起こす場合があります．医師の処方薬で認知機能低下を誘発しやすい薬剤として，精神神経疾患の治療薬では，抗精神病薬，抗うつ薬，睡眠薬，抗不安薬，抗てんかん薬，抗パーキンソン病薬などが挙げられます．循環器病薬（ジギタリス，利尿薬，一部の降圧薬），鎮痛薬（オピオイド，非ステロイド性抗炎症薬），副腎皮質ステロイド，抗菌薬，抗ウイルス薬，抗腫瘍薬，過活動膀胱治療薬，消化器病薬（ヒスタミン H_2 受容体拮抗薬，抗コリン薬），抗喘息薬，抗アレルギー薬（抗ヒスタミン薬）なども認知機能低下を生じうる薬剤です[1)]．

薬剤性認知機能障害には，抗コリン作用や抗ヒスタミン作用，あるいはGABA受容体やオピオイド受容体の機能亢進などが関連しています．とくに抗コリン作用を有する薬剤は多く，複数の薬剤による作用の蓄積（抗コリン負荷）が認知機能低下につながることが知られており，Anticholinergic Cognitive Burden（ACB）スケールなども作成されています．近年，抗コリン作用薬の累積使用量の増大と認知症リスクとの関連性が報告されています．同様に，ベンゾジアゼピン受容体作動薬（抗不安薬，睡眠薬），ヒスタミン H_2 受容体拮抗薬，あるいはオピオイド系薬剤の長期使用が認知症リスクと関連する可能性も指摘されていますが，複数の研究で結果が一致していません[2)]．

薬剤性認知機能障害に気づくポイントとして，①注意力の低下，②薬物使用と関連する認知機能障害の経時的変化，③せん妄に類似した症状，④薬物中止による認知機能障害の改善，⑤薬物過剰投与による認知機能障害の悪化などが挙げられます[3)]．薬剤性認知機能障害が疑わしいときには，積極的に薬剤の減量や中止を検討すべきですが，急な減量や中止が望ましくない場合もあり，本人や介護者の判断で薬剤を減量・中止をすることは避けましょう．薬手帳を持参して主治医や薬剤師と相談しましょう．

文　献

1）日本神経学会監修，「認知症疾患診療ガイドライン」作成委員会編：認知症疾患診療ガイドライン2017．医学書院，東京，2017
2）冨田尚希：薬剤性認知機能障害．日本臨牀，76（増刊号1）；153-159，2018
3）日本医師会：超高齢社会におけるかかりつけ医のための適正処方の手引き．2018（https://www.med.or.jp/doctor/sien/s_sien/008610.html）（参照2020-12-19）

（布村明彦）

88002-117 JCO

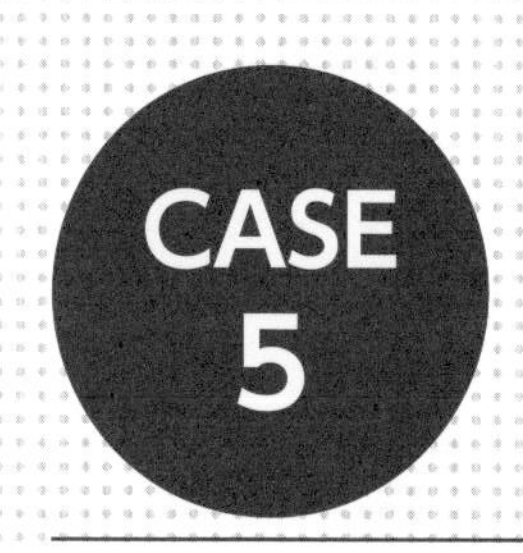

老年期に幻覚，妄想症状で発症し，その後認知症が出現した症例

水上 勝義
筑波大学大学院人間総合科学学術院

症例提示：80 歳代，女性

主訴　（患者本人）来院した理由は自分ではわからない．
（長男）電波をかけられると訴える，もの忘れが目立つようになってきた．

生活歴　同胞 5 人の 3 番目．中学校卒業後，家業や家事を手伝っていた．20 歳代前半に結婚．結婚後は婚家の家業を手伝った．翌年長男，3 年後長女を出産．その後，子育てをしながら家業に従事した．40 歳代後半，夫と死別後，営業職で生計を支えた．60 歳で退職した．長男が独立し，長女が結婚後は単身で生活していた．

家族歴　両親はすでに死去しているが，認知症の家族歴は否定．

既往歴　特記すべきことなし．

病前性格　勝ち気，社交的．

現病歴　X－10 年ごろから，次第に「電波でやられる」と頻繁に訴えるようになった．「役場がやっていると誰かが話していた」「家が大きいので，自分を追い出し財産を取ろうとしている」「庭木を盗まれた」など体感幻覚，幻聴，被害妄想を認め，近所宅に抗議に出向いたり警察に訴えたりすることがあった．このような状態が数年続いた ①.

X－3 年ごろからもの忘れが目立つようになった．電気をつけっぱなし，食事をしたことを忘れるようになり，ほかのことを始めると直前にしていたことを忘れてしまうようになった ②．次第に日時も不確かになり約束ごとを忘れることも増えた．長男が同居し本人の面倒をみるようになったが，その後ももの忘れが徐々に悪化したため精神科を初診した．

初診時現症　礼節は保たれていたが，なぜ受診させられたのかわからないと不満げな様子であった．支持的・受容的に接すると次第に打ち解けた表情になりさまざまな体験を話し始めた ③.「電波で全身やられている」「24 時間しょっちゅうかけられる」「電波の音も聞こえてくる」「自分の家の周囲から電波を浴びせてくる．電車に乗ってもかけてくる．姿を見たことはないがやっている人がいるのはわかっている」「家が大きいので財産が目当てだと思う」「警察に届け出たが，電波は見えないのでしょうがないと言われた」などと言い，電波に関する体感幻覚，幻聴，被害妄想を認めたが，幻視は否定した．

もの忘れについては，「多少あるかもしれないけれど，それほどひどくはない」と病識は低下していた．日付けを尋ねると「今日はカレンダー見てこなかった」と取り繕いがみられた．もの忘れは進行傾向であるが，認知機能の変動は目立たない．買い物は難しくなり

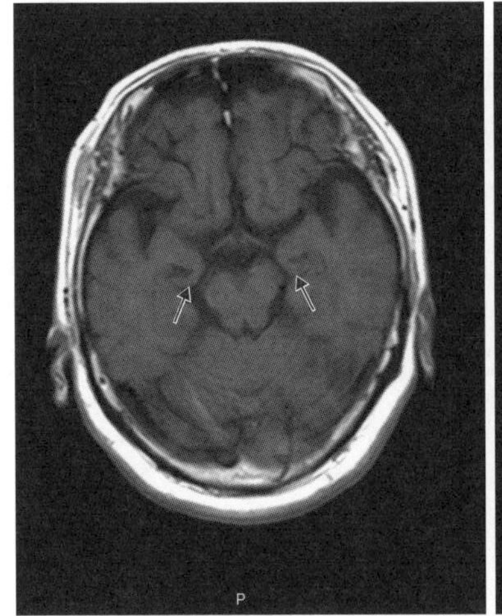

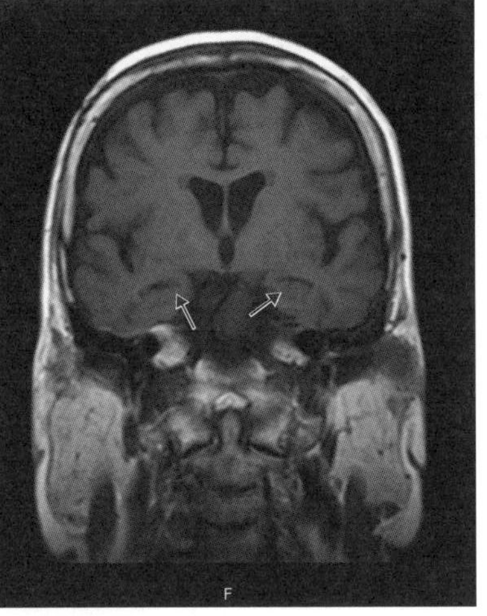

▶図　本例の MRI 画像
海馬の軽度萎縮が疑われるほかに特記すべき所見を認めない.

長男が行っているが，その他の家事はひととおりこなしている．睡眠は良好でレム睡眠行動障害は認めない．抑うつ気分は否定した.

身体所見　姿勢，歩行に異常は認めない．振戦，寡動，筋固縮も認めない．便秘，その他の自律神経症状を認めず，嗅覚障害も認めない.

検査所見　血液・尿検査所見に特記すべきことなし.

MRI　海馬の軽度萎縮が疑われるほか，特記すべきことなし（**図**）.

MMSE　22/30（見当識　−2，計算　−4，遅延再生　−2）

診断　体感幻覚と被害妄想が前景の病像が数年間みられ，その後，次第に進行性の近時記憶障害が目立つようになった症例である．当初の臨床像は老年期に発症した非器質性の幻覚妄想状態である．DSM-5 による操作的診断では，幻覚，妄想が数年間にわたってみられ，周囲との対人関係の障害を引き起こしていることから統合失調症と診断される.

認知症については，進行性の近時記憶が前景であった．初期や前駆期に精神症状がしばしばみられるレビー小体型認知症（DLB）との鑑別が必要であるが，DLB の診断基準[1)]の中核的特徴であるレム睡眠行動障害，幻視，認知機能の変動，パーキンソン症状のいずれも認めなかった．また支持的特徴である自律神経症状や嗅覚障害も認めなかった．また，MRI では血管障害を示す所見を認めず，血管性認知症も否定された．海馬の萎縮が目立つわけではないが認知症の臨床像から，アルツハイマー型認知症（AD）と診断された.

経過　ドネペジル 3 mg，クエチアピン 25 mg 2 錠を投与④し，同時に本人や家族と相談し通所サービスとショートステイ⑤を開始した．1 ヵ月後幻覚妄想症状に改善をみないため，クエチアピンからリスペリドン 1 mg 就眠前に変更した．変更 1 ヵ月後「電波は同じ，もうあきらめている」と言うようになり，訴えの激しさに改善がみられた．また，通所サービスやショートステイは「友達ができて楽しい」と話し，サービスの利用中は電波の訴えが目立たなかったことから，月曜から金曜までショートステイを利用することとした．しばらくは週末帰宅すると思い出したように電波のことを訴えたが，2 ヵ月後には自宅でも幻覚，妄想の訴えがほぼ消失した.

臨床のキーポイント

① 老年期に発症した幻覚，妄想状態

高齢発症の幻覚，妄想状態は認知症やせん妄など器質的な要因によるものが多いが，器質的な要因が明らかでないものもある．本例は認知症発症前に，幻覚，妄想状態がみられたことが特徴である．器質的要因が認められない高齢発症の幻覚，妄想状態の代表的なものに Ross（1955）が提唱した遅発性パラフレニアや Janzarik（1973）が提唱した接触欠損パラノイドがある[2]．遅発性パラフレニアは，60 歳以降に発症し，女性に多く，体系化した妄想が主病像で，幻覚を認めることもある．パーソナリティや感情面は比較的保たれる．その後の研究から独身，社会的孤立，難聴，脳の器質的病変，病前の性格異常などがリスク要因として挙げられている．ただし本例は難聴やパーソナリティの障害は認められない．接触欠損パラノイドも高齢女性にみられる幻覚，妄想状態である．離婚や配偶者の死別などの孤独な環境のもと，住宅境界と関連した妄想が特徴とされる[3]．本例では何者かが自宅に侵入したという妄想は認めなかったが，自宅や財産がねらわれているという訴えを認めた．また，電波をかけられるという体感幻覚が顕著であった．ただし，接触欠損パラノイドでは体感幻覚もしばしば認める．いずれにしても DSM-5 による操作的診断では統合失調症と診断される．

当初は老年期の非器質性精神障害あるいは高齢発症の統合失調症と診断されても後にアルツハイマー型認知症（Alzheimer's disease：AD）やレビー小体型認知症（dementia with Lewy bodies：DLB）などの認知症に移行する例がある．この場合，非器質性精神障害の経過中に認知症があらたに発症したのか，すでに認知症の病理学的変化が始まっていて非器質性精神障害の病像を引き起こしたのか意見が分かれるところである．本例のように幻覚，妄想症状が先行した期間が数年で，しかもその経過中に認知症が現れてきた例では，幻覚，妄想状態も病理学的変化を背景に出現してきたとするほうが考えやすい．

② 記憶障害の特徴

本例は近時記憶の障害が目立ち，進行性の経過を示した．直前の出来事についても忘れるようになり，さらに日時の見当識障害も加わった．記憶障害に関する病識は乏しかった．これらの記憶障害の特徴は Kral の悪性健忘[4]の特徴に一致するものであり，AD の初期像として矛盾はない．

③ 支持的・受容的な対応

本例のように病識に乏しい患者は，外来に連れてこられたことに不満を抱き拒否的な態度を示すことがある．支持的・受容的に接し良好な関係性を築くように努めることで患者の悩みや病的体験を聞き出すことが可能になる．また患者の話に傾聴することが重要である．患者との良好な関係性が築ければ，以後患者の外来受診の拒否がなくなってくる．

④ 抗精神病薬の使用

高齢者に抗精神病薬を用いる場合，抗精神病薬で症状を完全に押さえ込もうとするのではなく，症状を改善し患者のQOLの向上を目標にする．このため安全性への配慮がもっとも重要である．有害事象の発現に注意しながら少量から慎重に投与する．認知症患者に対する抗精神病薬の使用により死亡率の上昇など重篤な有害事象が報告されている．認知症のなかでもDLBは抗精神病薬に対する過敏性のため，少量の抗精神病薬でも重篤なパーキンソン症状や意識障害などの副作用がみられることがあるため，特に注意が必要である．本例はDLBとは診断されなかったが念のためパーキンソン症状のリスクが比較的少ないクエチアピンを少量から開始したが，幻覚や妄想に効果を認めなかったためリスペリドンに変更した．十分効果が得られた場合，漫然と長期間投与を継続せず，減量，中止の検討も必要である．ただし症状が再燃するリスクもあるため，減量，中止も慎重に行う．

⑤ 通所サービス，ショートステイ

高齢者の精神症状の治療では薬物療法のみならず心理・環境要因への対応が重要である．認知症患者に対しては介護保険を通した各種サービスの利用が効果的なことが多い．本例は，デイサービスやショートステイなどで家から離れると幻覚・妄想症状が軽快した．日中独居で生活する不安や心細さが精神症状の一因であった可能性が推察される．

症例掲載にあたり，本人が特定されないようプライバシーに配慮して記載した．また，本人ならびに家族より同意を得ている．

文　献

1) McKeith, I. G., Boeve, B. F., Dickson, D. W., et al.：Diagnosis and management of dementia with Lewy bodies：Fourth consensus report of the DLB Consortium. Neurology, 89 (1)；88-100, 2017
2) 古茶大樹：老年期の非器質性幻覚妄想状態．診断と治療のABC，132（別冊）；197-203，2018
3) 野原　博，前田貴記，鹿島晴雄：接触欠損パラノイド．老年精神医学雑誌，25 (10)；1091-1098，2014
4) Kral, V. A.：Senescent forgetfulness：benign and malignant. Can Med Assoc J, 86 (6)；257-260, 1962

Q 隣家に60歳代の一人暮らしの女性がいます．被害妄想が強く，近所の人が困っています．この人は認知症ですか？

認知症の方に被害妄想などの精神症状をともなうことはよくありますが，被害妄想があるだけでは必ずしも認知症とは限りません．認知症以外にもせん妄や統合失調症，妄想性障害，気分障害（うつ病）などの精神疾患で被害妄想が出現することもあります．健常な高齢者においても孤独や不安，恐怖などから一時的に猜疑心が高まったり，被害的な考えに陥ることもあります．また，一人暮らしができておられるのであれば認知機能や日常生活機能は比較的保たれているのかもしれません．ご本人が困っていて医療機関への受診を希望されている場合は，精神科や心療内科への受診を勧めていただくのがよいでしょう．ご本人の病識が乏しく医療機関への受診につながらず，近所の方が困っているようでしたら，ご本人のご家族，市区町村の保健福祉課，地域包括支援センター，警察などにご相談いただくとよいかもしれません．

（船木　桂，三村　將）

Q　アルツハイマー病にみられる妄想は，レビー小体型認知症や統合失調症などの妄想とは性質が異なりますか？　また違いがみられる場合，鑑別診断の上で参考になりますか？

アルツハイマー病では病初期から約20～30%の頻度で，中等度では約40%の頻度で何らかの妄想がみられます[1]．妄想の内容はもの盗られ妄想などの被害妄想が多く，その他に見捨てられ妄想，嫉妬妄想がみられます．もの盗られ妄想は女性に多くみられ，ほとんどの例で財布や通帳，印鑑など金銭にかかわる物を盗られたと訴え，身近な介護者が妄想の対象になりやすいという特徴があります．

レビー小体型認知症では病初期から約50%の頻度で妄想を認めます[1]．レビー小体型認知症ではもの盗られ妄想，見捨てられ妄想，嫉妬妄想などアルツハイマー病と共通した妄想がみられますが，初期から中等度ではレビー小体型認知症の方がアルツハイマー病よりも嫉妬妄想の頻度が高い，幻視で見える異性を浮気相手と思いこむなど，幻視と関連した嫉妬妄想も多いなどの違いがあります．レビー小体型認知症では，実在する対象を誤って認知する「家族がそっくりの他人と入れ替わった」「妻が複数人存在する」などの妄想性誤認もみられます．レビー小体型認知症では病初期からこの妄想性誤認がみられ，アルツハイマー病では稀であるという点が異なっています[2]．

統合失調症でも被害妄想は多いですが，内容は認知症と異なります．関係妄想，世界没落感，注察妄想，追跡妄想，被毒妄想などを統合失調症の人は訴えることがありますが，もの盗られ妄想は多くありません[4]．また，統合失調症では，誇大妄想，血統妄想，恋愛（被愛）妄想，宗教妄想などがみられますが，これらの妄想が認知症でみられることは稀です[3]．

認知症のもの盗られ妄想は背景として物の置き場所を忘れたり，誤認していたりといった記憶障害や見当識障害が関与していますが，統合失調症の妄想は背景に記憶障害ではなく自我障害が関与している点が異なっています．統合失調症の妄想と認知症の妄想とに鑑別が必要になるのは高齢になって妄想が出現した場合です．この場合，統合失調症では感情鈍麻や意欲低下，無為などの陰性症状が前景に立っていることが多く，若年期のように体系的であったり，興奮や易怒性，攻撃性を伴っていたりすることは稀で，本人も切迫感や危機感を感じていないことが多いとされています[4]．

文　献

1）Kazui, H., Yoshiyama, K., Kanemoto, H., et al.：Differences of Behavioral and Psychological Symptoms of Dementia in Disease Severity in Four Major Dementias. PLoS One, 11（8）：e0161092, 2016
2）長濱康弘：誤認症候群の臨床．老年精神医学雑誌，27（8）；829-839，2016
3）日本認知症学会編：認知症テキストブック．中外医学社，東京，2008
4）大熊輝雄 原著，「現代臨床精神医学」第12版改訂委員会編：現代臨床精神医学改訂第12版．金原出版，東京，2013

（樫林哲雄，數井裕光）

第２章

認知症以外の疾患から鑑別する

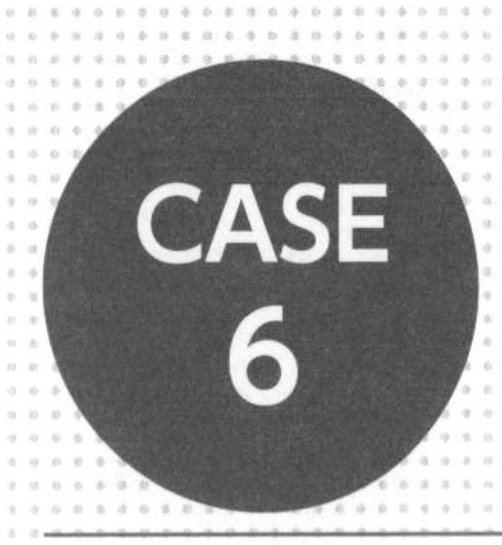

精神病症状を伴ったうつ病性仮性認知症の1例

布村 明彦
東京慈恵会医科大学附属第三病院 精神神経科

症例提示：70歳代，女性

主訴　(患者）お勝手ができなくなった．
(長女）実際には起きていないことを不安がり，おかしなことを言う．

生活歴　同胞4名の第3子．性格は明るい反面心配性．中学校卒業後，工場や住み込み女中として勤務した．20歳代で結婚し，子は2人．子育て後には販売員として勤務した．働き者で近所付き合いが良く，婦人会の旅行を楽しんでいた．老後は二世帯住宅に長女夫婦・孫と同居．夫は4年前に病死した．飲酒・喫煙はしない．

家族歴　両親はともに脳血管障害で死去．

既往歴　60歳代前半に高血圧症，60歳代後半に糖尿病と診断され，治療を受けている．

現病歴　(当科初診までの経過）X年春，新型コロナウイルス感染症流行下に，グランドゴルフや輪投げを楽しんでいた老人会が休止になり，外出機会が減少した．自宅では畑仕事をして孫のために得意料理を作っていたが，同年8月中旬から活気がなくなり，「入れ歯が合わない」と気にする様子になった．家族でレストランに行った際に「どうしよう」とメニューを決められなかった．8月下旬からは「スイッチを押し間違えて洗濯機が壊れた」「灯油がこぼれていて臭い」「ガスが爆発して近所の皆がみている」「ハクビシンが入ってきて飼い犬を食べてしまった」などと事実ではないことを述べるようになった．

長女が同伴してかかりつけ内科医に相談したところ，近隣のA病院心療内科を紹介され，9月上旬に初診．担当した医師から熟眠困難と食思不振に関する確認があり，比較的短時間の面談で「コロナうつ」と説明され，ミルナシプラン15 mg（分1/就寝前）とスルピリド100 mg（分2/朝・夕食後）を処方された．内服したところ，日中の眠気が強く，さらに活気がなくなったように感じられたため，家族の判断によって10日間ほどで服薬を中断し，再診もしなかった．その後，長女が友人の介護福祉士からの助言もあって介護保険申請を行い，かかりつけ内科医に主治医意見書の作成を依頼した．同年9月中旬，脳神経外科医院を受診し，頭部CTを施行されたが，画像上は加齢性変化以外に異常はないと説明された（**図1**）．同年10月上旬に要介護1の認定があり，早速週2回のデイサービス利用を開始したが，本人は「いろいろ大変」と通所をおっくうがり，体重減少も顕著になった．また，内科の常用薬に「毒が入っている」と匂いを嗅ぐ行為や，寝ている飼い犬をみて「死んでしまった」と嘆くことがあった．ケアマネジャーに勧められ，同年10月下旬，上記の頭部CT画像データを持参して当科（B大学附属病院精神科）もの忘れ外来を初診した．

初診時現症　沈んだ表情で，小声．「お勝手がおっくうになった．味付けがうまくいかない．前は孫にオムライスを作ってと言われたらさっとできた」「今まで元気だったのに何でこうなったのかと思う」と訴える．一連の事実に反する陳述に関して問うと「自分がだめになったせいで家族や近所に迷惑をかける」と自責感が根底にあることが推定された．ただし，一部の体験は幻視・幻嗅や誤認妄想の存在を疑わせる．希死念慮は否定するが「どうせ長生きしない」と述べる．長女によれば，発症時期は明確に「お盆明けからおかしくなった」とのことであるが①，日内・日間の意欲や明晰さの変動性は明らかではなく，大声の寝言も認められない．MMSEではスコア18/30（見当識－5点，計算－3点，遅延再生－3点，文章復唱－1点），改訂長谷川式簡易知能評価スケール（HDS-R）ではスコア19/30（見当識－2点，逆唱－1点，遅延再生－6点，語流暢性－2点）と両スクリーニング検査上，認知症が示唆されるレベルの失点がある．3単語の遅延再生における失点が顕著であるが，うち2単語で再認が可能であった②．姿勢・歩行に異常はなく，手指振戦および筋固縮は認められない．

血液検査　血液一般・生化学検査に異常なし．甲状腺機能正常．血清梅毒反応陰性．アンモニア正常．ビタミンB_1，ビタミンB_{12}および葉酸正常．

画像検査　脳形態画像は持参された最近の頭部CT画像データがあり，異常がないことを確認した（**図1**）．また，レビー小体型認知症（DLB）の可能性③を念頭に置いた補助診断として，ドパミントランスポーターシンチグラフィを施行したが，両側の線条体（尾状核・被殻）に集積低下は認められない（**図2**）．

臨床診断　精神病症状を伴ううつ病

治療方針　外来通院の方針で，うつ病がもっとも考えられるが，DLBの可能性を検討する目的で脳画像補助診断が必要であることを説明し，上記の画像所見が得られた．その後に，老年期のうつ病では「仮性認知症」④として知られる認知機能低下が生じうること，副作用に注意しながら抗うつ薬投与を行うことを説明した．長女から「認知症だと思って介護保険も申請したが，うつ病の薬を使う理由がよくわかった」と病態への理解が得られた．

治療経過　デュロキセチン20 mg投与⑤を開始し，デイサービスは一旦休止するように指導した．2週後には熟眠感と食欲の改善が得られ，3週後には調理をするようになり，「孫にナポリタンを作って美味しいと言ってもらえた」と述べる．4週後には体重も回復し，家族に「元のおばあちゃんになった」と言われるまでに改善された．デュロキセチンは20 mgの低用量のまま継続したが，経過は良好であり，8週後に施行したMMSEではスコア25/30（計算－3点，遅延再生－2点），HDS-Rではスコア27/30（逆唱－1点，遅延再生－2点）に改善された⑥．うつ病寛解後6ヵ月現在，同薬同量の継続による持続療法中であるが再燃は認められない．

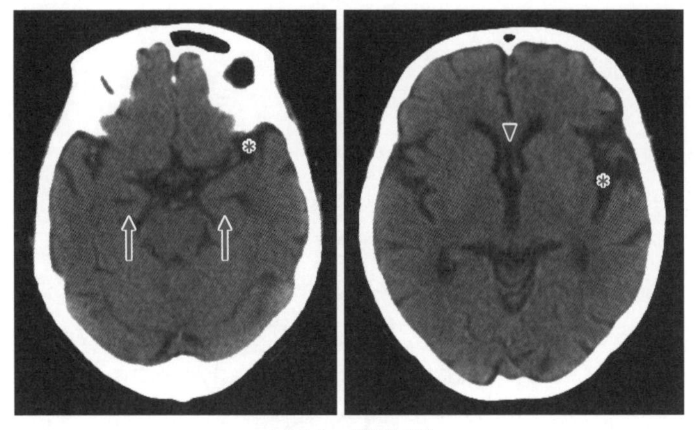

▶図 1　頭部 CT
左側シルビウス裂（*）の開大が認められるが，脳室拡大や内側側頭葉領域（↑）の萎縮は軽度で，加齢性大脳萎縮の範囲である．大脳基底核領域に明らかな虚血性変化も認められない．透明中隔腔（▽）が認められるが，病的意義の乏しい正常変異と考えられる．

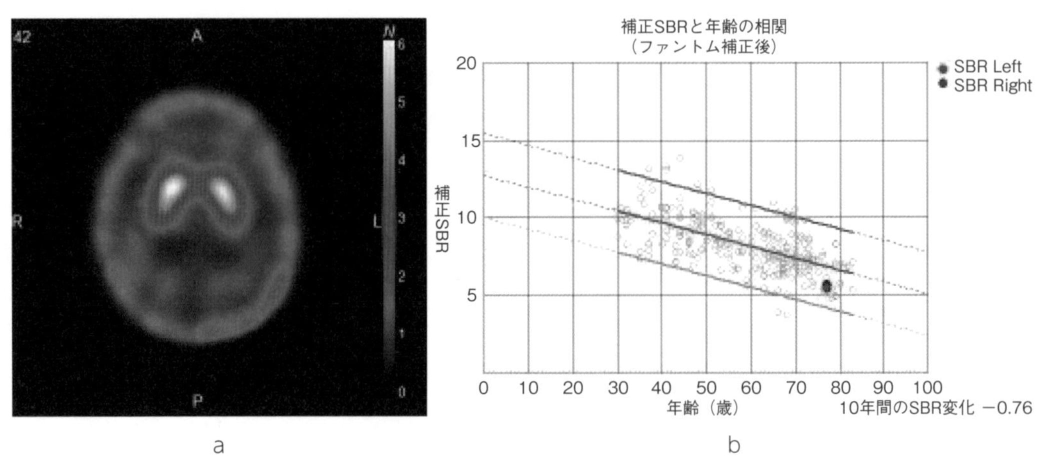

▶図 2　ドパミントランスポーターシンチグラフィ（^{123}I-FP-CIT SPECT）
両側尾状核頭および被殻への集積はおおむね良好であり（a），ファントム補正 specific binding ratio（SBR）は左側 5.03，右側 5.24 で年齢に比して正常と考えられる（b）．左右非対称指数 3.9%で左右差もない．したがって，本検査からはレビー小体型認知症の診断は支持されない．

臨床のキーポイント

① 自身の機能低下に対する態度と発症の様式

認知症診療においては，自身の機能低下に対してどのような反応・態度がみられるのか，みきわめていくことが重要で，うつ病との鑑別においても最重要ポイントの1つである．すなわち，認知症では能力低下に対する関心の欠如や否認，あるいは取り繕う態度が認められるのに対して，うつ病では能力低下を過大に評価し，悲観して強調する態度が認められる．本症例では後者の特徴が認められる．次に重要なのは発症の様式の確認である．変性性の認知症では季節や年単位でしか発症時期を特定できないのに対して，うつ病では週単位〜月単位で発症時期を特定できることが多い．本症例では家族の陳述から明確に「お盆明けから」と週単位で発症時期の特定が可能であった．これらは本症例のうつ病診断を支持する特徴である．うつ病と認知症の鑑別の要点を**表**にまとめた[1)]．

② 遅延再生と再認

高齢うつ病患者では，病相期でも寛解期でも実に48〜52%に軽度認知障害（mild cognitive impairment：MCI）が併存し，健忘型MCIを呈することもあれば非健忘型MCIを呈することもあると報告されている[1)]．Cambridge Neuropsychological Test Automated Battery（CANTAB）を用いた認知機能評価によってうつ病患者における認知機能障害を検討した研究のメタ解析[2)]によれば，病相期において健常群と比較して有意に低下する機能は，遂行機能，注意，および記憶であり，寛解期では遂行機能と注意の障害は有意なレベルで残存するが，記憶障害の程度は有意ではなくなると報告されている．認知症スクリーニング検査においても計算や逆唱課題で注意機能を推定することは可能であり，本症例でも失点が認められる．本症例では特に3単語の遅延再生課題の失点が顕著であるが，うち2単語で再認が可能であったことは注目すべきで，認知症とうつ病の鑑別点の1つである（**表**）．

③ うつ病とレビー小体型認知症との鑑別

精神病性うつ病の異常体験は，典型的には心気妄想，罪業妄想，貧困妄想など，自我感情の沈滞の延長上に出現するものであるが，本症例では一部に幻視・幻嗅や誤認妄想の存在を疑わせる体験が認められることから，レビー小体型認知症（dementia with Lewy bodies：DLB）の鑑別は重要である．McKeithらは前駆期DLB（prodromal DLB）の診断基準（2020）を公表しており，うつ病などの精神症状を前駆症状とするサブタイプが規定されている[3)]．まずは臨床的に認知機能の変動性，パーキンソン症状，ならびにレム睡眠行動障害の有無を確認する．続いて，補助診断として，ドパミントランスポーターシンチグラフィあるいはMIBG心筋シンチグラフィを施行する．いずれの検査を選択するかについては，ドパミントランスポーターシンチグラフィは大脳基底核に梗塞を有する場合やアルコール過敏症を有する場合，検査に影響する薬剤を中止できない場合は避けるべきであり，MIBG心筋シンチグラフィは慢性心不全や糖尿病を有する場合や検査に影響する薬剤を中止できない場合は避けてもう一方の検査を施行する[4)]．それぞれの検査に影響しうる薬剤にいくつかの抗うつ薬が挙げられており，抗うつ薬投与中に検査を行う場合は注意を要する．本症例では抗うつ薬開始前の検査であったが，糖尿病を有していることからドパミントランスポーターシンチグラフィが選択された．

④ うつ病性仮性認知症

仮性認知症は，状態を記述するための用語で診断的に用いられるべきではなく，①精神疾患に伴う認知機能障害であり，②可逆性で，③臨床像は神経病理学的背景を有する認知機能障害に似ているが，④明らかな器質的過程は見いだされないものと定義されている[1)]．この「可逆性」に関しては近年の追跡研究から疑問が投げかけられており，うつ病で入院した高齢患者を5〜7年追跡した研究では，うつ病性仮性認知症患者（平均77.6歳）の71.8%が認知症を発症し，認知機能低下を示さなかったうつ病患者に比べて約4倍認知症

▶表　うつ病と認知症の鑑別

	うつ病	認知症
機能低下に対する反応・態度	・能力低下を過大に評価し，悲観して強調する態度	・能力低下に対する関心の欠如や否認，あるいは取り繕う態度
発症の様式	・週単位～月単位で発症時期を特定できる	・緩徐な発症，季節や年単位でしか発症時期を特定できない
変動性 環境反応性	・午前中に悪化する日内変動 ・環境が変わっても不変	・注意・集中の変動はDLBを示唆 ・良好な環境や対人交流で気分や発動性は改善
精神症状	・悲哀感，自責感が認められ，ときに絶望感や希死念慮を伴う ・ときに心気妄想，罪業妄想，貧困妄想を伴う ・まれに虚無妄想や不死妄想を伴うことがある	・悲哀感，自責感が乏しく，無気力，無関心（アパシー）が主体，ときにもの盗られ妄想を伴う ・情動失禁はVaDを示唆 ・繰り返し出現する具体的な幻視はDLBを示唆 ・アパシーと常同行動の混在はFTDを示唆
運動症状	・認められない	・パーキンソニズムや易転倒性はDLB/PDD，VaD，PSP/CBDを示唆 ・片麻痺や構音障害はVaDを示唆
睡眠	・早朝覚醒，熟眠障害	・徐々にリズムが障害され，昼夜逆転 ・レム睡眠行動異常症はDLB/PDDを示唆
食欲，体重	・食欲低下，ときに食欲増加 ・週単位～月単位で体重変化を伴う	・緩徐な体重減少 ・異食や過食，急激な体重増加はFTDを示唆
簡便な認知機能検査上の所見	・「わかりません」「憶えていません」などの“Don't know” answers ・連続減算や逆唱で注意障害を反映したミス ・遅延再生は障害されても再認は保たれる ・図形模写・描画は保たれる	・誤答（“Near miss” answers）と取り繕い ・振り向き徴候 ・顕著な遅延再生と再認の障害はADを示唆 ・図形模写・描画の障害はADやDLBを示唆 ・思考怠惰や立ち去り行動はFTDを示唆
脳形態画像検査	・正常あるいは加齢性の変化，軽度の海馬・嗅内野や扁桃体，前頭葉の萎縮，軽度の深部白質虚血変化	・海馬・嗅内野や頭頂葉萎縮はADを示唆 ・中～大梗塞，多発梗塞，戦略的部位梗塞，高度の白質病変はVaDを示唆 ・高度の前頭・側頭葉萎縮はFTDを示唆
脳機能画像検査（脳血流・代謝低下）	・正常あるいは軽度の前頭葉（背外側前頭前野，前部帯状回など）の機能低下	・後部帯状回・楔前部の機能低下はADを示唆 ・後頭葉の機能低下はDLBを示唆 ・高度の前頭・側頭葉の機能低下はFTDを示唆
その他の機能画像検査	・ドパミントランスポーターシンチグラフィやMIBG心筋シンチグラフィでは正常	・ドパミントランスポーターシンチグラフィにおける大脳基底核での取り込み低下はDLB/PDD，PSP/CBDを示唆 ・MIBG心筋シンチグラフィの取り込み低下はDLB/PDDを示唆

AD：アルツハイマー病，CBD：大脳皮質基底核変性症，DLB：レビー小体型認知症，FTD：前頭側頭型認知症，PDD：認知症を伴うパーキンソン病，PSP：進行性核上性麻痺，VaD：血管性認知症

（布村明彦：うつ病性仮性認知症およびうつ病とMCIの併存．老年精神医学雑誌，29（3）；241-248，2018[1]，一部改変）

発症リスクが高かったと報告されている．さらに長期間の追跡研究（4～18年，平均8年）では，うつ病自体はうまく治療されていたにもかかわらず，うつ病性仮性認知症患者（平均76.5歳）の実に89%が認知症を発症したと報告されている．したがって，うつ病性仮性認知症は認知症の重大な警告症状であり，その少なくとも一部は，認知症と連続性を有する前駆症状として生じると考えられる[1]．本症例でもうつ病の治療経過は良好であるが，長期的には認知機能の低下に注意が必要であり，運動習慣や生活習慣病管理の重要性を繰り返し教示することが望ましい．

⑤ 抗うつ薬の選択と投与量・投与期間

『日本うつ病学会治療ガイドライン高齢者のうつ病治療ガイドライン』[5]によれば，高齢

者のうつ病に対しては，新規抗うつ薬［選択的セロトニン再取り込み阻害薬（SSRI），セロトニン・ノルアドレナリン再取り込み阻害薬（SNRI）およびミルタザピン］や非三環系抗うつ薬が推奨されるが，新規抗うつ薬間での有効性・安全性の比較に関しては，エビデンスが十分とはいえず，現時点では順位付けはできないとされている．また，高齢者のうつ病に対する低用量の抗うつ薬の投与に関するエビデンスは限定的だが，新規抗うつ薬において低用量（適用量の半量）での有効性が示され，有害事象が少ないことが報告されていると述べられている．本症例では低用量のSNRIデュロキセチンによって良好な治療反応が得られた．抗うつ薬の投与期間に関して同ガイドラインでは，高齢者のうつ病は再燃・再発リスクが高いことから，寛解後少なくとも1年間は持続療法を行うことが推奨されている．その後の維持療法の期間は再発リスクや患者家族の希望を考慮して決定する．また，第一選択薬による治療に成功しない高齢者うつ病に対しては，アリピプラゾールあるいは炭酸リチウムによる増強療法が考慮され，自殺念慮が切迫した場合や低栄養状態にある場合などには電気けいれん療法も考慮される[5)]．

⑥ うつ病寛解後の認知機能

上記②で述べたように，うつ病では病相期に遂行機能，注意，および記憶に障害が認められ，寛解期に遂行機能と注意の障害は残存するが，記憶障害は軽快する可能性が示唆されている[2)]．本症例でも病相期・寛解期に一貫して計算や逆唱課題で失点が認められたことから注意障害の存在が示唆されるが，遅延再生課題の失点は病相期に比べて減少し，記憶障害の改善が示唆される．

本症例の経過の論文公表について，本人ならびに家族から文書で同意を得た．また，本人が特定されないように，症例の意義を損なわない範囲で改変を施した．

文 献

1）布村明彦：うつ病性仮性認知症およびうつ病とMCIの併存．老年精神医学雑誌，29（3）；241-248，2018
2）Rock, P. L., Roiser, J. P., Riedel, W. J., et al.：Cognitive impairment in depression：a systematic review and meta-analysis. Psychol Med, 44（10）；2029-2040, 2014
3）McKeith, I. G., Ferman, T. J., Thomas, A. J., et al.：Research criteria for the diagnosis of prodromal dementia with Lewy bodies. Neurology, 94（17）；743-755, 2020
4）清水聰一郎：DAT scanおよびMIBG．日本医事新報，4979；32-37，2019
5）日本うつ病学会気分障害の治療ガイドライン検討委員会：日本うつ病学会治療ガイドライン高齢者のうつ病治療ガイドライン（2020年7月1日）（https://www.secretariat.ne.jp/jsmd/iinkai/katsudou/data/guideline_20200713.pdf）（参照2021-06-22）

Q 仮性認知症という言葉をときどき聞きますが，仮性認知症は認知症とどう違うのですか？

仮性認知症とは老年期うつ病患者にみられる一時的な認知機能低下のことです．高齢のうつ病患者で，抑うつ気分や不安・焦燥が目立たず，思考制止が前景の症例では，記憶力や注意力の低下の自覚が強く，日常生活における支障よりも深刻に訴えることが特徴です．客観的にも知的機能や活動性が減退しているようにみえます．アルツハイマー病をはじめ，神経変性疾患による認知症では，時間の経過とともに進行していきますが，仮性認知症はうつ病の治療により精神症状が改善すれば，表面上の知的機能の低下も改善していく場合があります．一方で，仮性認知症の後にアルツハイマー型認知症やレビー小体型認知症といった（真性）認知症へ移行するケースもあり，うつ症状の改善後も注意深いフォローアップが必要です．臨床的には認知症にともなううつ症状とうつ病による仮性認知症の区別が難しい場合もあります．

（船木　桂，三村　將）

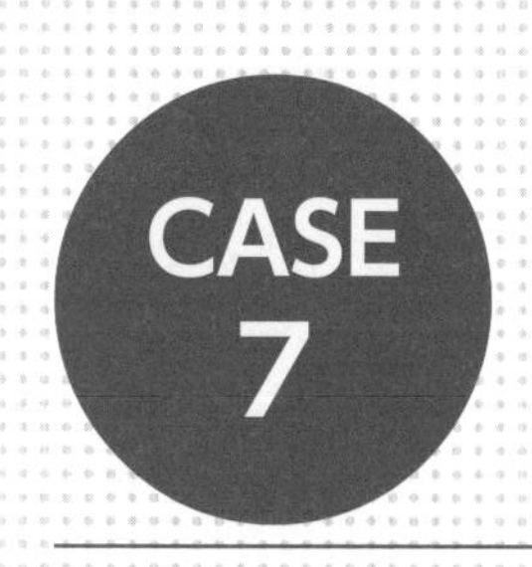

嫉妬妄想を呈した妄想性障害の 1 例

三村 悠，三村 將
慶應義塾大学医学部 精神・神経科学教室

症例提示：70 歳代，女性

主訴 「夫が浮気している」．

家族歴 特記事項なし．

既往歴 50 歳代半ばで髄膜種が見つかり，手術で全摘出した．化学療法，放射線治療歴はなし．

生活歴 地方に出生し，発達・生育に明らかな異常は指摘されていない．同胞 5 名中第 3 子．看護学校を卒業後，上京した．総合病院で看護師として勤務し，20 歳代半ばで結婚した．挙児は 2 名．育児休暇にあわせて一時退職したがのちに復職した．60 歳代半ばまで医療職として勤め，退職した．退職後は趣味で水彩画を楽しんだり，「いのちの電話」のボランティアをしたりと精力的に活動していたが，当院を受診する X 年の 1 年前頃からすべてやめてしまった．

現病歴 夫はアルコールをよく飲み，飲酒時の暴力をきっかけに X 年より別居している．同年より夫が家に営業でくる女性 A と関係があるのではないかと執拗に疑うようになった．A 氏は元々 X−5 年頃から営業で自宅に出入りするようになった．週 2〜3 回家にきては，夫は必ず家にあげてもてなした．東北地方出身の夫は，「故郷ではこうやってもてなす」と話していたという．別居するようになってから，その A 氏のものと思われる車が家のそばにとまっていることを発見した．隣人には「奥さん，最近は泊まりにきています？」と聞かれ，その A 氏が自宅に泊まっているのでは，と疑いを深めるようになった．また夫のお金が減っていることから，夫が A 氏との付き合いのなかで浪費しているという疑いがますます強まった．夫の家に頻回に様子を見にいくようになり，A 氏との関係について度々夫を責め立てるようになった．同じ医療職である娘によれば「父は確かにアルコールをよく飲むが，肝機能障害もなくアルコール依存症とはいえない．A 氏との関係も本人が考えているようなものではない．」とのことであった①．X 年，不眠症状をかかりつけ医に訴え，当院高次脳機能障害外来に紹介受診となった．

初診時の診察所見 やや痩せ型の年齢相当の婦人．家族の付き添いのもと来院されたが，診察室には独歩で入室した．意識は清明で，人物・場所・日時に関する見当識についてもよく保たれており，自身の生活史や夫との出会い，ここ最近の出来事についても問題なく想起できた．自発話は流暢で，錯語や換語困難は認めなかったが，全体としてまとまりに欠け，1 つの話題から拡散し，最終的には夫の話に終始する傾向がみられた．脳神経所見は正常で，粗大な運動麻痺は認めず，歩行は正常であった．振戦，関節固縮，姿勢反射障害など錐体外路症状は認めなかった．感覚障害，失調所見，自律神経症状も認めなかった．夫の話になるとやや声量が大きくなることもあるが，全体として問診場面での対応は穏やかだった．抑うつ症状，躁症状は問診上認めなかった．幻聴，幻視を含む幻覚の表出は明らかではなかった．自我障害も認めなかった．一般身体所見にも異常はみられなかった②．

初診後の外来経過

初診時より一貫して夫とA氏の関係性を疑っており，特にその話題になると話のまとまりがなくなる傾向がみられた．そばにある車をA氏の車と解釈してしまう，非通知の電話をA氏の嫌がらせと捉えてしまうなど妄想的解釈が目立った．夫とA氏の不倫関係については周囲や医療者からの訂正は全く入らず，妄想と考えられた．妄想的解釈をしている対象が限定されており，他に妄想の対象が広がっておらず，人格水準の低下がなく，さらに幻覚や自我障害がみられないことから妄想性障害の診断で矛盾しないと考えた③．生活機能の低下はなく，下記神経心理検査結果からも認知症水準にはないと考えられた④．一方で髄膜腫の術後であることから，局在性脳損傷による器質性精神障害を鑑別疾患として考えた．それ以外にも今後認知症性疾患へと進行していく可能性を考えフォローしていくこととした．精神作動物質の使用については本人が否定的でされ，習慣的な飲酒歴も認めなかについても否定的であった．

神経心理学的検査

- ウェクスラー成人知能検査（Wechsler Adult Intelligence Scale Ⅲ：WAIS-Ⅲ）：総IQ 120，言語性IQ 114，動作性IQ 125，言語理解 112，知覚統合 112，作動記憶 102，処理速度 140．全体に高い知能を認め，相対的に作動記憶の低下が疑われた．数唱の検査時には隣室の音に気をとられている様子がみられた．
- ウェクスラー記憶検査（Wechsler Memory Scale-revised：WMS-R）：言語性記憶 110，視覚性記憶 107，一般的記憶 110，遅延再生 107，注意/集中力 89．相対的に注意集中力の低下がみられた．
- 標準失語症検査（Standard Language Test of Aphasia：SLTA）：計算を1問間違えたのみで非失語症と判断した．
- 慶應版ウィスコンシンカード分類検査（Keio Wisconsin Card Sorting Test：K-WCST）：第一段階の達成カテゴリー数は4で年齢を考慮すれば良好と考えられた．
- 修正ストループ検査（Modified Stroop Test：MST）：年齢平均範囲内の結果であり，注意の切り替えには問題ないと判断した．
- 語流暢性検査：表出語数は年齢平均範囲内であった．
- Frontal Assessment Battery（FAB）：15/18点．Go/No-Go試験でルールの混乱がみられたが全体としてはおおむね保たれていた．
- 遂行機能障害症候群の行動評価日本版（Behavioral Assessment of the Dysexecutive Syndrome：BADS）：標準化得点109点と平均的な結果であった．

神経画像検査

- 頭部MRI検査：左前頭葉に術後摘出腔を認め，周囲にT2高信号域が見られた．また両側大脳白質，基底核に慢性虚血性変化が散在していた（**図1**）．
- 脳血流IMP-SPECTでは術後性変化を反映する左前頭葉での著明な血流低下と右側頭葉内側から外側にかけての軽度の血流低下を認めた（**図2**）．

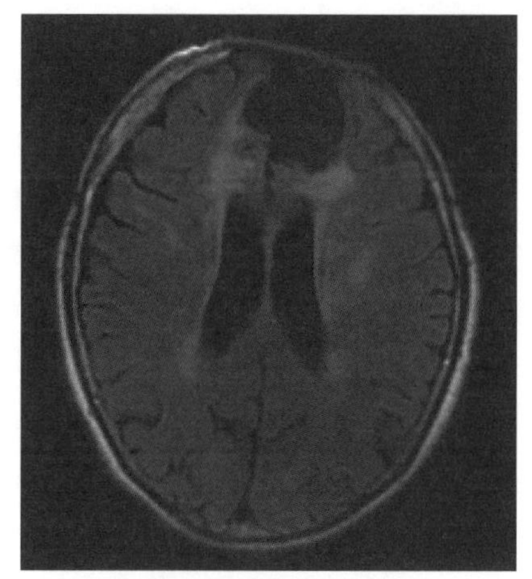

▶図 1　頭部 MRI 検査
左前頭葉に髄膜腫摘出後の変化，および周囲に T2 高信号域を認める．

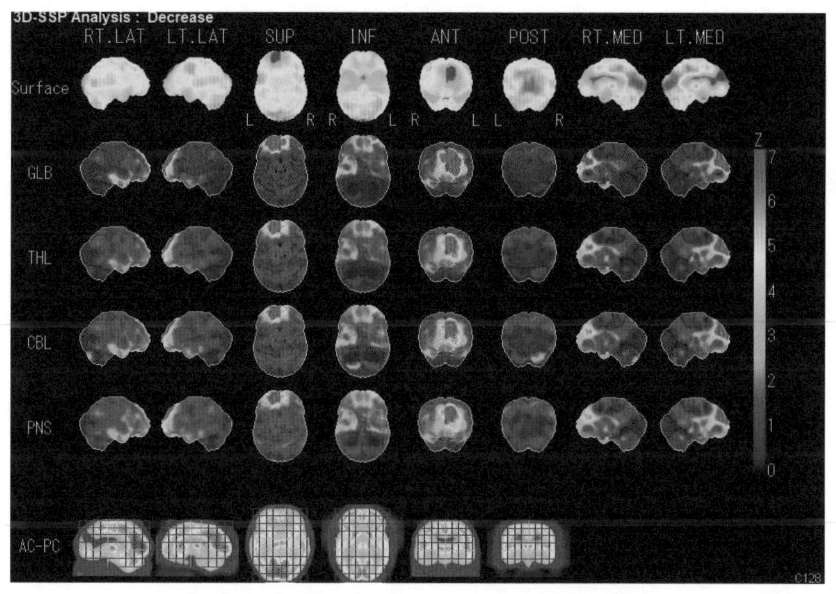

▶図 2　脳血流 IMP-SPECT 検査　3D-SSP 解析
術後性変化を反映する左前頭葉での著明な血流低下と右側頭葉内側から外側にかけての軽度の血流低下を認める．

その後の経過

　診察所見および上記検査結果を元に，本人および家族に病的な状態であり，診断としては妄想性障害の可能性が高い旨を伝えた．家族からは理解を得られたが，本人は意に介する様子もなく，再び夫と A 氏との話に終始する様子だった．妄想に対し，ブレクスピプラゾール，アセナピン，クエチアピンといった抗精神病薬による薬物療法を試みたが，いずれも効果なく，本人も服薬には消極的で中断した．

　外来フォローを続けていったが，外来では毎回日常生活の話をしながら，徐々に夫とのこれまでの生活を振り返り，不満をもらし，最終的にはA氏との関係が許せないという話に帰着した．高次脳機能障害の観点からは，左前頭葉術後であることから注意機能やワーキングメモリの軽度低下があることを伝え，生活指導を行った⑤[1]．精神疾患の観点からは，親が水商売をしていた生活背景と，もともとの頑固な性格に，夫が確かにアルコール乱用傾向を有することが複雑に絡み合い，妄想病理が形成される温床になっていると考えた．支持的に本人の話を傾聴しながら，少しずつ異なる解釈についても提案し，日常生活に運動を取り入れるなど視点をほかに向けられるように指導を繰り返した．

X+3年，変性疾患の観点からは，近年老年期精神障害に変性疾患と同様の病理が関与しているなどの報告が集まっていることから本人に説明し同意を得た上でアミロイドPETおよびタウPETの撮像を行ったところ，アミロイドは陰性だったが，右優位に両側側頭葉下面から側頭皮質にかけてタウの蓄積を認めた．このタウ蓄積と病状との関係については確定的なことは言えないが，妄想形成と関係がある可能性が高いと考えている⑥[2]．

X+4年現在，引き続いて当院外来に通院中である．この時点で認知症発症を含め，明らかな認知機能低下は認めていない．今後についても注意深く観察を続けながら，妄想性解釈への気づきを促していく予定である．Tauopathyの進行に伴い，認知機能の低下およびそれに伴う生活機能の低下に至らないか慎重に経過をみていくこととした．

臨床のキーポイント

① 事実か妄想かを確認

このように妄想性障害を疑う症例は初診時には妄想なのか，事実なのか判断できないこともある．そのため特に初診時には決して否定せず，かといって肯定もしすぎずに状況を整理しながら，第三者の意見を聞くことが非常に重要である．あとは状況を整理していく過程で明らかな矛盾点がないか，よく注意して聞き出す必要がある．本症例の場合「浮気されていると考え，辛い気持ちなのですね.」と受容しつつも，「その車がなぜAさんのものとわかったのですか？」という質問は有効である．実際にその答えは非常に曖昧なものであった．

② 他の精神疾患との鑑別

一般に統合失調症の好発年齢は20～30代であることから，高齢者の妄想状態をみたときには妄想性障害を念頭におきながら，変性疾患，症状性精神病，てんかんなどを鑑別にあげることが多く，その鑑別に焦点をあてながら問診や診察を行う．

③ 個人史のなかにヒントをみつける

これらの所見から特に統合失調症は否定的であった．なお，②とも関連するが，高齢発症の妄想と思われても，病歴聴取や経過の中で，実は若い年代から長期にわたって潜在的な妄想形成がなされていて，やはり統合失調症であったという診断に至る場合もあると考えられる．

▶表　おもな神経心理学的検査

検査名	得られる内容
K-WCST	ルールの把握とセット転換能力の評価
FAB	前頭葉機能全般のスクリーニング検査に該当する
語流暢性検査	単語の流暢性
MST	選択性注意を中心とした注意機能
BADS	遂行機能全般の評価
WAIS-Ⅲ	全般性の知能検査
WMS-R	全般性の記憶検査
SLTA	全般性の失語症検査

④ 認知症に伴う妄想の特徴

一般に認知症に妄想を伴う場合は，その個々人の生活史に関わることが多いことも忘れてはならない．すなわち過去に配偶者の不貞行為が実際にあった認知症患者が嫉妬妄想をきたしやすい，過去に嫁や娘との関係悪化があった認知症患者は嫁や娘に対して被害的になりやすいなどの傾向が実臨床場面でしばし経験される．心理的側面へのアプローチも非常に重要である．また，認知症の病理によって出やすい妄想症状もかわってくる．アルツハイマー病患者は記憶障害からもの盗られ妄想を呈しやすく，レビー小体型認知症患者は幻視に伴い妄想性誤認症候群をきたしやすい．それらへの意識も重要である．

⑤ 神経心理学的検査で得られるもの

本症例では，左前頭葉の機能低下が現実モニタリング機能の低下を介して，妄想をさらに活発なものにさせた可能性もある．本症例に実施した神経心理学的検査はどこの施設でも簡単に実施できるわけではないが，患者の日常生活上の問題点を把握するのに，神経心理学評価はきわめて有力なツールとなる．K-WCST，FAB，語流暢性検査，MST，BADSは臨床的によく用いられる前頭葉機能検査ないし遂行機能検査であるので，名称と何を測っているのかは押さえておきたい(**表**)．これらの検査の実施は検査を受ける側にとっても，また検査をする側にとっても負担になるので，十分に実施の必要性を考慮すべきである．また，くれぐれも検査結果だけが独り歩きせず，臨床的な総合判断，症候を的確に捉えるための一環であることに留意する[2]．神経心理学的検査を円滑に実施するには臨床心理士など，多職種の協働も重要である．

⑥ アミロイドPET，タウPET

アミロイドPETやタウPETの実施は，認知症や老年期の精神疾患の診断や治療において，今後さらに有用性が高まってくると考えられる．現時点で，タウPETを実施可能な施設は全国でも限られており，本症例で撮像できたのは例外的な事例ではある．しかし，今後はデリバリーによるリガンドの供給も含めて，施行可能性が高くなってくると期待される．本症例からもこれまで従来診断で妄想性障害と考えられてきた疾患は，Tauopathyをベースとしている可能性が示唆される．

症例掲載にあたり，本人が特定されないようプライバシーに配慮して記載した．また，本人ならびに家族より同意を得ている．

文　献

1）斎藤文恵，三村　將：認知症診療における認知機能テストの使い方．老年精神医学雑誌，29（11）；1129-1132，2018
2）Moriguchi, S., Takahata, K., Shimada, H., et al.：Excess tau PET ligand retention in elderly patients with major depressive disorder. Mol Psychiatry, 2020. Online ahead of print（doi：10.1038/s41380-020-0766-9）（参照 2021-08-10）

Q 何回言っても理解してもらえません．わかってもらうにはどのように対応したらよいでしょうか．

コミュニケーションとは言葉という言語情報を表情，ジェスチャー，視線，姿勢などの非言語情報をまとめつつ，それらからの意図推論を現在進行形でやりとりすることです．コミュニケーションは言語機能，注意，記憶，ワーキングメモリー，遂行機能などの多くの認知機能を必要とします．また，聴覚，視覚機能の働きも大切です．ところが認知症を発症した場合，言語障害が前景にない場合でも初期からなんらかのコミュニケーション障害があるといわれます．日常会話などのコミュニケーションの崩壊は，話し手（言葉がでてこない）と聞き手（言われたことが理解できない），いずれからも情報が不足したときに生じます．認知症がさらに進行すると，認知機能障害が全般に及び，言語的なコミュニケーションによって意思疎通が困難となります．意味のある言語表出は減少し，簡単な会話も理解できなくなります．しかし非言語的コミュニケーションは保たれる側面もあり，感情，快，不快などはわかるといわれており，表情（幸福な表情は認識でき，表情に対する反応は保たれる），感情，態度などの非言語情報を活用し，言語情報と組み合わせて示すことにより，コミュニケーションの可能性が拡がると言われています．重度認知症へのコミュニケーションのポイントを以下に挙げます．

①重度であっても当事者に敬意をもって接する．具体的には正面から視線を合わせ，丁寧な言葉遣いと笑顔で接する．当事者は状況判断等ができなくても相手の表情，態度を感じている．
②応答をせかさない，1 度に多くのことを尋ねない．
③話しかけは単語や句で要点を強調する．要点は図，絵などを合わせて提示してみる．繰り返し伝える，言葉を言い換えてみる．抽象的な表現や比喩は用いない．
④聴覚，視覚に配慮する．聞こえやすいように当事者の正面から口型を提示しながら話す．会話レベルの音量を基準とし，低めのはっきりした声で話す（大きい声とは異なる）見えやすいよう，聞こえやすいように刺激の少ない環境を作る．補聴器，眼鏡も使用する．

文　献

1）大庭　輝：コミュニケーションを通した認知症のアセスメント．高齢者のケアと行動科学，23；2-10，2018
2）吉村貴子：コミュニケーション能力への対応―言語機能低下と意思疎通の工夫―．第 116 回精神神経学会委員会シンポジウム 4，2020

（横小路美貴子，長尾喜一郎）

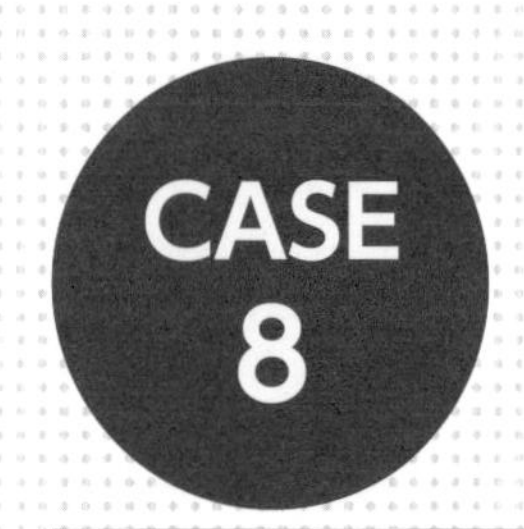

健忘型 MCI と診断された 1 例

水上 勝義
筑波大学人間総合科学学術院

症例提示：70 歳代，女性

主訴 もの忘れ.

生活歴 　同胞 4 人の 3 番目．高校卒業後就職し，20 歳代半ばで結婚．2 女をもうける．その後，子育てをしながら夫と自営業を営む．娘が結婚後は夫と 2 人暮らしをしているが，ときに長女が仕事や家事の手伝いに訪れている.

家族，遺伝歴 認知症や精神疾患の家族，遺伝歴は否定.

既往歴 70 歳代で白内障の手術を受ける．現在医療機関に通院しておらず，服薬もしていない.

病前性格 素直，陽気な性格.

現病歴 　1 年ほど前から自身の判断力に自信なさげで，仕事の手順に間違いはないもの，夫に「これでいいんだっけ」と確認するようになった．家事はすべてこなしているが，それまで好きだった料理を「おっくうに感じる」と言い，手の込んだメニューを作ることが少なくなってきた．最近になって物の置き場所を忘れたり，知人の名前が思い出しにくくなったりともの忘れがみられるようになってきた．また，もの忘れに対して不安を吐露したり落ち込んだりすることもあるという．以上の経過のため，認知症を心配した家族が早期の診断を希望し本人を連れて受診した.

現症 　礼節は保たれ，受け答えも丁寧である.

「もの忘れがある．どこに置いたか忘れちゃうことがちょくちょくある」「知人の名前や漢字が思い出しにくくなってきた」「だんどりがこれまでのようにうまくできない．食事に手をかけたいと思うが，自分としては半分くらいしかできていない」など記憶や実行機能の低下を自覚していた.

「これまでできていたことに自信がなくなってきた．自分の状態を考えると気分が落ち込んだり不安になったりする」などと言い，自己の能力の低下に対する抑うつ気分，不安感を認めた．そのほか，幻覚，妄想などは認めない．睡眠は良好でレム睡眠行動障害を示唆するエピソードは認めない.

家族は，もの忘れがときにみられること，料理のレパートリーが減っていることを認めたが，その他の家事や日常生活に特に変化は認めないという．ときに落ち込んだり不安を訴えることはあるが，普段は夫の仕事を手伝ったり，近所の友人と散歩に出かけたりと大過なく過ごしているという.

88002-117 JCOPY

身体所見 身長 150 cm，体重 46 kg．血圧 128/78 mmHg．
嗅覚障害は認めず，そのほか身体的に特記すべき所見を認めない．
また，振戦や筋固縮などの錐体外路症状や便秘など自律神経症状も認めない．

検査所見 甲状腺機能，ビタミン B_1，B_{12}，梅毒反応など血液に特記すべき所見なし．

認知機能検査 MMSE：29/30（遅延再生 −1）
MoCA-J：23 点（時計描写 1，数唱 1，文章の復唱 1，言語想起 1，抽象思考 1，遅延再生 3，教育歴 12 年のため＋1）

MRI 大脳白質に高信号域が散見されるが，海馬や大脳皮質の萎縮は目立たない（**図 1**）．

診断 ①②　自ら記憶や実行機能の低下を自覚している．MMSE 29 点は正常範囲であるが，MoCA-J は 23 点と軽度低下がみられた．また両検査とも遅延再生に失点がみられた．一方，日常生活には明らかな障害はみられない．自己の能力の低下に反応し抑うつ気分はみられるが，うつ病と診断される程度ではない．

以上から軽度認知障害（健忘型 MCI，multiple domain）と診断した．レビー小体型認知症（DLB）や神経変性疾患を示唆する症状は認めず，認知機能に関連する内科的疾患も認めない．MRI 画像からも特定の認知症疾患を示唆する所見は見当たらないが，緩徐ながら進行性の記憶の低下を示すエピソードを認め，認知機能検査でも遅延再生の失点がみられることから，アルツハイマー病（AD）による軽度認知障害の可能性が考えられた③．

対応 ④　本人，家族には，現在の状態は軽度認知障害といい，認知症とは診断されないが，年齢相応の認知機能よりは低下しているグレイゾーンであること，認知症に進行する危険性は 1 年で 1 割程度だが，進行がめだたない場合や回復する場合もあること，軽度認知障害は認知症治療薬の適用ではないことなどを話した．身体活動や認知刺激が軽度認知障害の認知機能を改善しうることから，可能なことから定期的に実施することを勧めた．また今後の経過を確認するため 3 ヵ月に 1 回外来通院とした．日常生活の支障がみられるようになり AD と診断されれば認知症治療薬の開始を検討することで本人，家族と同意した．

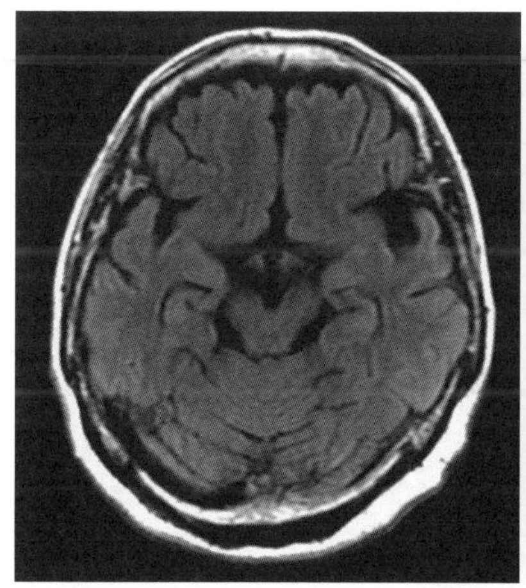
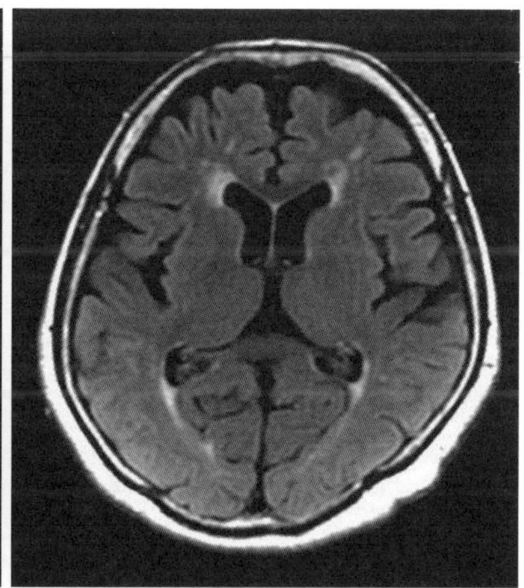

▶図 1　本例の MRI，FLAIR 画像
前頭葉皮質に軽度の萎縮がみられ，大脳白質に若干の高信号域を認めるが，その他著変なし．海馬の萎縮も明らかではない．

臨床のキーポイント

① 軽度認知障害とは

現在一般的に使用されている軽度認知障害（mild cognitive impairment：MCI）の概念は，Petersen ら Mayo Clinic のグループが提唱したものである．アルツハイマー病（Alzheimer's disease：AD）の前駆状態を意識した概念で，認知機能は低下しているが，認知症の診断には至らない状態を意味した．しかしその後，MCI の原因は AD の前駆状態以外にも多岐にわたることが明らかとなった．現在 MCI は，認知機能の低下を認めるが，基本的な日常生活機能は自立し認知症とは診断されない状態を指し，進行性の認知症疾患以外に，うつ病をはじめとする精神疾患や身体疾患または薬剤による認知障害などさまざまな原因が含まれる．

記憶力の低下の有無と，他の認知領域（言語，遂行機能，視空間認知など）の低下の有無によって 4 つのサブタイプに分類され，記憶力の低下を認めれば健忘型 MCI，single domain，または健忘型 MCI，multiple domain であり，認めなければ非健忘型 MCI，single domain，または非健忘型 MCI，multiple domain となる[1]（**図 2**）．AD への進行例は健忘型 MCI に多い．また非健忘型のうち，言語機能あるいは実行機能の低下が目立つ非健忘型 single domain は，前頭葉側頭葉変性症，非健忘型で実行機能，注意機能，視空間認知機能など複数の認知機能の低下を同時に認める非健忘型 multiple domain は，レビー小体型認知症（dementia with Lewy bodies：DLB）との関連が考えられる（**図 3**）．現在日本にはおよそ 400 万人の MCI 患者がいるとされる．MCI から認知症のコンバート率はおよ

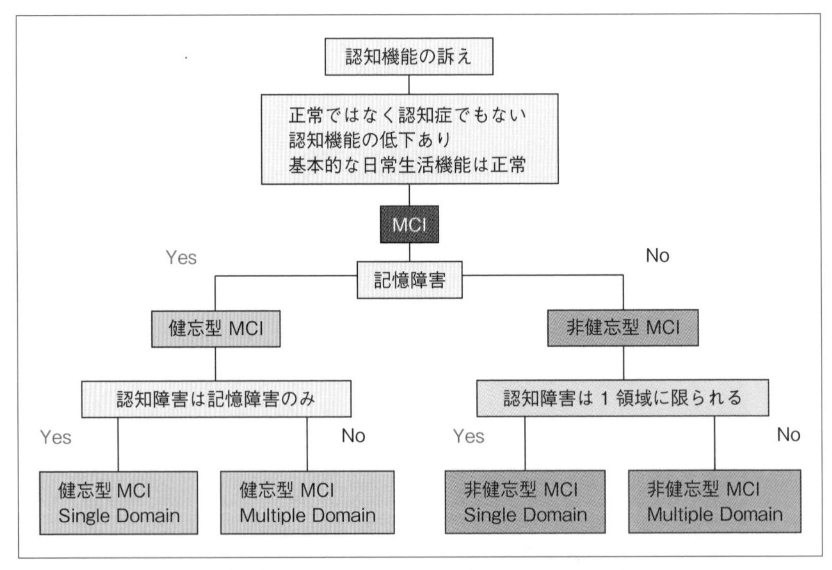

▶図 2　MCI のサブタイプ診断のためのフローチャート
(Petersen, R. C., Morris, J. C.：Mild cognitive impairment as a clinical entity and treatment target. Arch Neurol, 62；1160-1163, 2005[1] より引用)

		変性疾患	血管障害	精神疾患	身体疾患
健忘型MCI	Single Domain	AD		うつ病	
	Multiple Domain	AD	VaD	うつ病	
非健忘型MCI	Single Domain	FTD			
	Multiple Domain	DLB	VaD		

AD：アルツハイマー病，FTD：前頭側頭型認知症，
DLB：レビー小体型認知症，VaD：血管性認知症

▶図3　サブタイプと関連が推察される病因
(Petersen, R. C., Morris, J. C.：Mild cognitive impairment as a clinical entity and treatment target. Arch Neurol, 62；1160-1163, 2005[1]より引用)

そ5〜15%/年，リバート率は16〜41%/年と考えられている[2]．

② MCIの診断

MCIの診断は，現病歴，現症，認知機能検査から認知機能の低下を確認すること，そして日常生活の支障はめだたないことから診断される．診断基準として，DSM-5のMild Neurocognitive Disorder，ICD-10のMild Cognitive Disorder, Clinical Dementia Rating (CDR) の0.5などいくつか提唱されている．なおMCIを検出する認知機能検査としてMMSEは十分とはいえず，Montreal Cognitive Assessment-Japanese version (MoCA-J) が推奨されている[2,3]．

本例は，現病歴から記憶の低下とともに料理や段取りの困難さがみられ実行機能の低下が考えられた．しかし日常生活上の支障はめだたなかった．またMMSEの得点は29点と正常域にあったが，MoCA-J 23点は，カットオフ値26点[3]とするとMCIレベルに該当した．

以上から本例はMCIと診断された．また記憶と実行機能の2領域の低下がみられたことから健忘型MCI，multiple domainと診断された．

③ MCIの原因

MCIの原因は多岐にわたる．ADやDLBなど進行性の認知症疾患のほかに，脳血管障害，正常圧水頭症や脳腫瘍などの脳外科疾患，うつ病をはじめとする精神疾患，甲状腺機能低下症やビタミンB欠乏症，進行麻痺のような身体疾患，てんかん，薬剤性の認知障害などさまざまである．MCIの原因を鑑別し，根本的な治療可能なMCIを見逃さず対応することが重要である．

一方，ADのMCIではMRI検査における海馬の萎縮，脳血流SPECTによる頭頂から

側頭葉にかけての血流の低下がみられることが多い．また，DLBのMCIでは，レム睡眠行動障害，嗅覚障害，高度の自律神経障害，MIBG心筋シンチグラフィの取り込み低下などがしばしば認められる．

④ MCIの対応

根本治療可能な原因が見いだされれば，原因に対処する．ADやDLBのMCIが疑われる場合においても，コリンエステラーゼ阻害薬の使用は保険適応となっておらず，また使用を推奨するエビデンスもない．一方，高血圧，糖尿病，脂質異常症，脳血管障害などの生活習慣病はMCIからADへの進行リスクが高じることや，それらの治療によってリスクが低下することが報告されている[4]．また，定期的な身体活動や余暇活動が認知症リスクを低下する可能性や，運動や認知刺激はMCIの認知機能の改善に有用とされる．

以上から，MCI患者に対しては認知機能の改善につながる可能性がある対応策を講じること，また患者，家族に対応策を提示することが大切である．そのうえで，定期的に外来で認知症への進行の有無について評価し，ADやDLBへの進行が認められた例では，コリンエステラーゼ阻害薬の治療開始を検討する．

症例掲載にあたり，本人が特定されないようプライバシーに配慮して記載した．また，本人並びに家族より同意を得ている．

文　献

1）Petersen, R. C., Morris, J. C.：Mild cognitive impairment as a clinical entity and treatment target. Arch Neurol, 62；1160-1163, 2005
2）日本神経学会監修,「認知症疾患診療ガイドライン」作成委員会編：認知症疾患診療ガイドライン2017. 医学書院, 東京, 2017
3）Nasreddine, Z. S., Phillips, N. A., Bédirian, V., et al.：The Montreal Cognitive Assessment, MoCA：a brief screening tool for mild cognitive impairment. J Am Geriatr Soc, 53（4）；695-699, 2005
4）Li, J., Wang, Y. J., Zhang, M., et al.：Vascular risk factors promote conversion from mild cognitive impairment to Alzheimer disease. Neurology, 76（1）；1485-1491, 2011

Q 認知症の人のもの忘れと普通の人のもの忘れとはどう違うのですか？ もの忘れの程度や症状について教えてください．

もの忘れは年をとれば誰にでも出現します．記憶には何種類かありますが，加齢により影響を受けやすいのは，エピソード記憶（過去に何をしたかという出来事の記憶），展望記憶（未来に行う予定の記憶，例えば食後に薬を飲むなど），出典記憶（何かをした，聞いたのがいつどこだったかなど），時間的順序の記憶（ある出来事の順番の記憶）といわれます．その他にも人の名前を忘れるなどもあるでしょう．ただし普通の人のもの忘れは，体験したことの一部にとどまり，進行しない，もしくは進行しても緩やかで，通常は自覚があります．加えて，普通の人のもの忘れは，日常生活に大きな影響を及ぼさないというのがポイントです．

一方，認知症の人のもの忘れは，自分の体験した出来事の全般にわたり，進行性で，日常生活に支障をきたします．例えば，もの忘れのために内服薬や金銭の管理が 1 人では十分にできず，誰かの援助を必要とするようになります．貴重品をどこにしまったのか忘れて毎日のように探し回ることや，それが時にはご家族に対するもの盗られ妄想に至ることもあります．他には，食事をしたことを忘れてまた食べようとする，同じ食材を何度も買って冷蔵庫の中が溢れる，人と約束をしたことを忘れてトラブルになるなどもあり得ます．正常と認知症の間に位置する軽度認知障害では，日常生活は何とか自立しているものの，もの忘れのために以前よりも工夫や労力が必要になります．

（文　鐘玉，三村　將）

第３章

工夫が必要となる認知症の診療場面

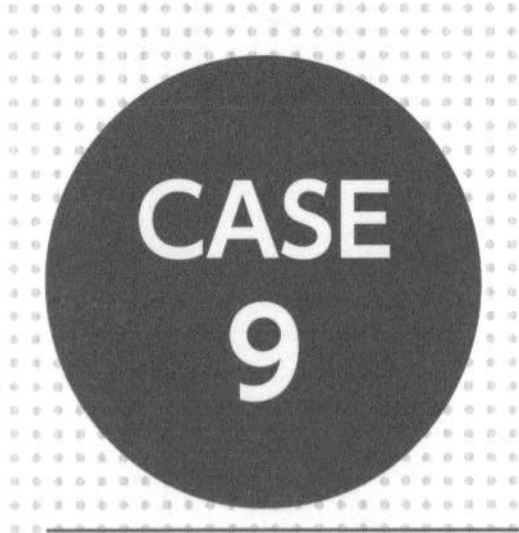

抑うつで発症したレビー小体型認知症の症例

山城 佐知，相澤 明憲
特定医療法人　佐藤会　弓削病院

症例提示：60 歳代，男性

主訴　手指振戦，歩行困難，全介助状態．

生活歴　同胞 2 名（本人，弟）．出生，発育に問題はなかった．小 4 時に父が膀胱癌で他界後もそのまま地元で生活し，商業高校卒業．販売職で就職し 6 年勤務．その後，工場や結婚式場などでも就労した．50 歳ごろにうつ病の治療を開始したが，就労継続困難となり，以後無職．高齢の母と 2 人暮らし．

家族歴　父は膀胱癌で他界．

性格　まじめ，内向的，やさしい性格．

既往歴　特になし．

合併症　特になし．

現病歴　50 歳ごろ，耳鳴のため A 耳鼻科に受診．精神的な問題を指摘され，B 心療内科に通院．抑うつ，不眠，意欲低下があり，うつ病と診断された．治療を継続したが，寛解に至らず，仕事をやめ，障害年金（2 級）を受給し，母と 2 人暮らしで閉居した生活を続けていた．通院の利便性から，その後 2 回転院．最終は近医 C 内科で睡眠薬のみ処方を受けていた．発症時期は不明だが，同じことを繰り返し話す，探し物が増えるなど，もの忘れを認めた．

X 年春（60 歳代）ごろから，手指振戦が出現した①．同年 9 月ごろから歩行が難しくなった．同年 11 月初旬から，寝たきりで入浴できなくなり，食事摂取には介助が必要になった．同年 12 月初旬，D 総合病院神経内科を受診したが，頭部 CT に問題はなく，精神疾患の治療が必要と判断され，12 月中旬に当院初診となった②．

初診時所見　介護タクシーで来院，ストレッチャーを使用．表情は仮面様．声かけに返事はあるが，会話は続かない．自分の不調の説明を十分にはできない．見当識が悪く，認知機能の低下が疑われた．皮膚は乾燥気味で，清潔は保たれていなかった．排泄，着替え，食事摂取などすべて介助を要しており，高齢の母の手に負えなくなっていた③．

身体所見　両手指振戦，両上肢筋強剛，小刻み歩行，仮面様顔貌があり，パーキンソニズムを認めた．眼球運動に問題はなく，腱反射は正常④．

認知機能低下，パーキンソニズムを認め，在宅生活維持困難であり，入院治療を要する状態だったが，本人の同意が得られず，同日医療保護入院となった⑤．

88002-117 JCOPY

入院時薬物治療

入院後，不隠・興奮などの緊急を要する症状は認めず，パーキンソニズムの治療を優先し，レボドパ/ベンセラジド塩酸塩配合剤を 150 mg より開始し 300 mg に増量した．安定して坐位を保てるようになり，支えは必要なものの歩行可能となった．振戦はあるが，食事を自分で摂取できるようになった．

入院 3 日後，夕方から夜間にせん妄が出現した⑥．ベッド柵を乗り越えようとしたり，夜中に「家に帰ります．母が来ます」などと述べ，転倒リスクを認識せず歩き回ろうとした．日中はそういった症状は認めなかった．クエチアピン 25 mg を夕食後に投与したところ，せん妄は消失した⑦．

認知機能や精神症状の経過をしばらく観察した．会話がかみ合わず，年齢や場所を問えば，日によって答えが変わった．また，目の前に何もないのに何かをつかむような動作を認め，幻視を思わせる行動があった．便秘があり尿失禁も目立った．

入院時検査所見

血液検査：軽度脱水を認めるのみ．甲状腺機能正常，血清梅毒反応陰性，アンモニア正常，ビタミン B_1，ビタミン B_{12} および葉酸正常．

検尿：異常なし．

心電図：異常なし．

胸部 X 線：特記すべきことなし．

認知機能検査（X＋1 年）

MMSE：10/30（見当識 2/10，即時再生 3/3，計算 1/5，遅延再生 1/3，物品呼称 2/2，口頭命令 0/1，書字命令 1/1，文章書字 0/1，図形模写 0/1）．

HDS-R：4/30（年齢 0/1，日時の見当識 0/4，場所の見当識 0/2，記銘 3/3，計算 1/2，数字の逆唱 0/2，遅延再生 0/6，物品記銘 0/5，言語の流暢性 0/5）（集中力に欠け「わからない」という回答が多かった）．

画像所見（X＋1 年）

頭部 MRI（**図 1**）：腫瘤性病変，出血性変化なし，大脳白質に極軽度の慢性虚血性変化あり，その他脳実質に明らかな異常信号はない．軽度の脳室拡大．MRA 上，主幹動脈に有意狭窄や閉塞像，動脈瘤なし．

MIBG 心筋シンチグラフィ（静態）（**図 2**）：心筋への RI 集積低下あり．定量的評価（標準化）においても，H/M 比の低下と washout 亢進を認めた．パーキンソン病（PD），もしくはレビー小体型認知症（DLB）疑い⑧．

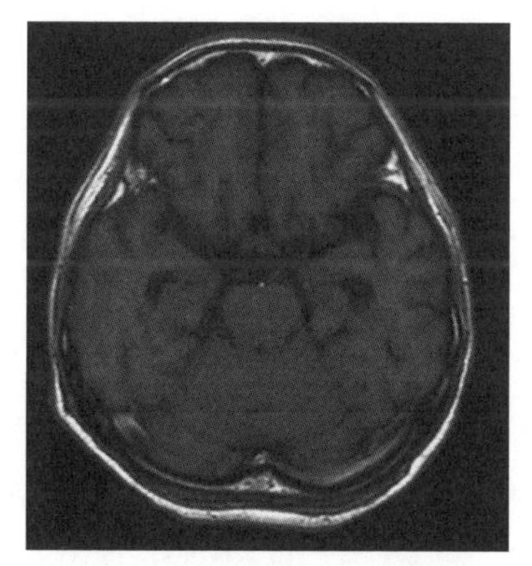

▶図 1　**本症例の MRI 画像**

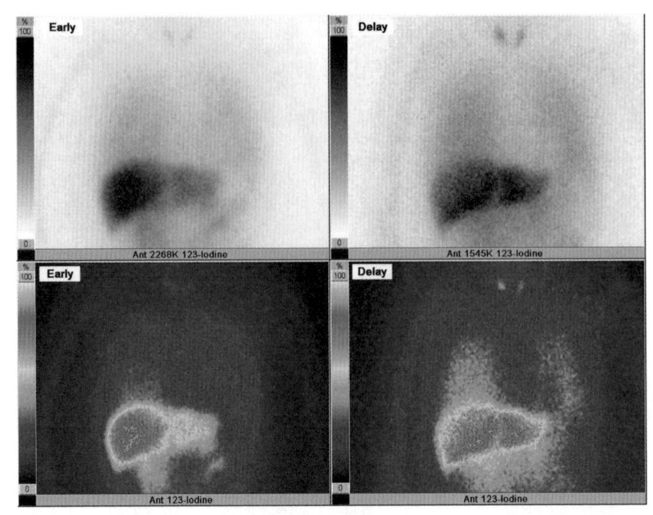

Heart 93.2 count/pixel Heart 58.5 count/pixel
Mediastinum 64.8 count/pixel Mediastinum 46.3 count/pixel

	H/M	正常参考値
標準 ME	1.69	2.2 以上
施設条件	1.44	2.0 以上 核医学会(LE)

	H/M	正常参考値
標準 ME	1.41	2.2 以上
施設条件	1.26	2.0 以上 核医学会(LE)

Washout Rate(BC+DC+) 50.4 %
核医学会(LE) 22%以下

▶図 2 MIBG 心筋シンチグラフィ

臨床診断 認知機能低下，認知機能の変動，幻視，パーキンソニズム，MIBG 心筋シンチグラフィでの RI 集積低下を認め，また各種検査にて器質的疾患を認めなかったため，DLB と診断した．うつ病で発症し，便秘など自律神経障害も認め，診断を支持する所見であった．

確定診断後の薬剤調整 上記のレボドパ/ベンセラジド塩酸塩配合剤 300 mg とクエチアピン 25 mg に加え，ドネペジル 3 mg より開始し 1 週間後に 5 mg に増量したところ，会話が内容を伴い長く続くようになった．投薬後，MMSE 12/30，HDS-R 7/30 ⑨.

患者や家族への説明と退院後の生活環境の調整 治療や検査と平行し，退院後の生活について，母と本人とともに話し合いを進めた．診断についても伝え，進行性の疾患であり，今後は認知機能や ADL 低下が進行することを説明した．いずれ在宅か施設での生活になるが，どちらを選択するにしても，介護サービスは必須となることを説明し，早急な申請を促した．

薬剤量がほぼ安定した時点での患者の ADL は，車いすを使用し，排泄や入浴，着替えなどに一部介助を要する状態だった．特に夜間の尿失禁があり，おむつを使用しても衣服や寝具を濡らしてしまうことがあり，高齢の母 1 人では介護は不可能と思われた．それでも，母は患者への愛情が強く，在宅介護を希望した．また患者も自宅退院を希望した．そのため，試験外泊を勧め，生活での問題点を認識してもらうこととした．夜間の尿失禁については決まった時間に尿器を当てて，失禁しないよう工夫を行い，母にも指導した．退院前訪問を兼ねてスタッフが自宅まで同行し，生活環境の確認を行った．手すりとポータブルトイレがあれば，日中はなんとか生活できそうであった．しかし，外泊中，夜間の排泄の対応で母は一睡もできずに過ごすこととなった．そのため，母・患者ともに在宅生活の困難さを認識し，施設入所を希望した．介護保険は入院中に認定が下り，要介護5だった．

PSWが介入しケアマネジャーと連携をとり，母の出した条件に見合う施設を選定し，X＋1年3ヵ月に退院し入所となった⑩.

臨床のキーポイント

① 認知症を伴うパーキンソン病とレビー小体型認知症

認知症を伴うパーキンソン病（Parkinson's disease with dementia：PDD）は，ほとんどの場合，レビー小体型認知症（dementia with Lewy bodies：DLB）と同一の疾患スペクトラム（Lewy小体病，Lewy body disease：LBD）に属しており，パーキンソニズムと認知症症状が出現する順序の違いによって臨床上異なった呼称（PDDあるいはDLB）が用いられている．パーキンソニズムが認知症発症の1年以上前から存在する場合はPDD，認知症の発症がパーキンソニズム発症前あるいは発症後1年以内の場合はDLBを用いることが推奨される（p241）[1]．

この症例の場合，DLB病初期にみられる遂行機能障害，視空間認知障害，注意の障害に加え，検査時には記憶障害，見当識障害を認めており，運動症状出現時期よりも早期に認知機能低下が発症していたと考えられ，DLBの診断とした．

② 精神科と神経内科の役割分担

この症例の場合，うつ病の治療歴があったため，神経内科での検査時に頭部CTで器質的疾患を認めず，精神科への紹介につながったと思われる．臨床上，初診時の精神症状が強ければ精神科，神経症状が強ければ神経内科での治療となるのであろうが，LBDに関しては，両症状は密接に関係しており，精神科でもある程度は運動症状の薬物治療ができるようにはなりたい．

③ 生活行動の自立に影響する認知機能低下とパーキンソン症状

本例は前頭葉機能低下のためと思われるが，50歳代から抑うつや意欲低下が続き，仕事ができなくなった．母が高齢のため，経過の詳細は不明だが，おそらく認知機能低下後は，母により依存し閉居した生活になっていた可能性は高い．さらにパーキンソニズム発症後は，ADL低下が顕著であり，全介助状態となった．

④ パーキンソン病の症状

DLBのパーキンソニズムは，PDDと比較して安静時振戦や左右差が少ない，処理速度，視空間認知機能，遂行機能，注意機能などの認知機能障害はDLBのほうがより大きい，病理学的に，DLBのほうがAlzheimer病理の併存が多く，またPDDの黒質の神経細胞脱落はDLBより高度なことなどが報告されている（p.241）[1]．

なお，パーキンソニズムとは，①典型的な左右差のある安静時振戦（4〜6 Hz），②歯車様筋強剛，動作緩慢，姿勢反射障害のうちの2つ以上が存在する場合と定義する[2]．

⑤ PDD患者の入院形態

この症例においては，入院時に質問に対して的外れな返答があったり会話が長く続かず，認知機能障害が強く疑われ，母の同意のもと，医療保護入院とした．PDD患者の場合，認知機能に応じて入院形態を検討する必要がある．

⑥ 抗パーキンソン病治療薬による妄想とせん妄

DLBのパーキンソニズムに対してはレボドパが推奨されるが，精神症状やせん妄の悪化や不随意運動（ジスキネジアなど）が出現しやすくなるため，少量より開始し高用量は避ける．抗コリン薬は認知機能低下のリスクがあり原則避ける．夜間・早朝のオフ症状に対して，ロチゴチン貼付剤が有効との報告があるが，精神症状悪化時には使用を控えるのが望ましい（p.259）[1]．

⑦ せん妄への薬物療法

パーキンソン病や抗パーキンソン病薬の使用はせん妄のリスクとなる．一般的にはドパミンアゴニストなどレボドパ以外の減量もしくは中止が必要だが，それが困難な場合は抗精神病薬の使用を検討する．パーキンソン病を悪化させるリスクが低いという観点からクエチアピンが推奨される[3]．

⑧ MIBG心筋シンチグラフィ

DLBでは^{123}I-MIBG心筋シンチグラフィやドパミントランスポーターシンチグラフィにて取り込み低下が見られる．MIBG心筋シンチグラフィでは他の変性疾患に伴うパーキンソニズムを呈する疾患（多系統萎縮症，進行性核上性麻痺，大脳皮質基底核変性症など）との鑑別に有用であり，ドパミントランスポーターシンチグラフィはアルツハイマー病との鑑別において有用性が高い（p.244）[1]．

⑨ DLBの薬物療法

DLBには認知機能障害，幻覚・妄想・うつ症状・アパシーなどのさまざまな行動・心理症状（behavioral and psychological symptoms of dementia：BPSD），レム睡眠行動障害，錐体外路症状，自律神経症状が認められる．治療の主要な標的とすべき臨床症状を見定め，治療方針を立てる．

認知機能障害にはドネペジルやリバスチグミン，BPSDにはドネペジルやメマンチン，抑肝散（よくかんさん），非定型抗精神病薬（クエチアピンなど），パーキンソニズムにはレボドパ，レム睡眠行動異常にはクロナゼパムなどが推奨されているが，未だにエビデンスに乏しい面があり，症例に応じて検討が必要である（p.249）[1]．

⑩ DLBに対する支援

DLBは上記のようにさまざまな症状を呈するため，生活障害やADL低下が強く，介護負担は大きいため，介護サービスや施設入所を含めた環境調整が必要になる．誤嚥性肺炎などの身体合併症リスクも高いため，その予防策や発症時の対処，内科との連携の構築など，家族や介護者への綿密な情報提供や疾病教育，支援が重要である．

症例掲載にあたり，本人が特定されないようプライバシーに配慮して記載した．また，本人ならびに家族より同意を得ている．

文　献

1）日本神経学会監：認知症疾患診療ガイドライン 2017．医学書院，東京，p.241，244，249，259，2017
2）日本神経学会監：パーキンソン病診療ガイドライン 2018．医学書院，東京，p.2，2018
3）日本総合病院精神医学会せん妄指針改訂班編：せん妄の臨床指針（せん妄の治療指針第 2 版）．星和書店，東京，2015

診断・鑑別編

Q　パーキンソン病とレビー小体型認知症の違いを教えてください．

現在，わが国で一般的に用いられているパーキンソン病の診断基準には，安静時振戦，筋強剛，動作緩慢，姿勢保持障害の存在に加えて，ドパミン補充療法への反応性，L-ドパ誘発性のジスキネジア，四肢の静止時振戦，嗅覚低下や MIBG 心筋シンチグラフィの低下などの項目が含まれています[1,2]．しかし，レビー小体型認知症の臨床診断基準に含まれている進行性の認知機能低下と認知機能の変動は含まれていません[3,4]．すなわち，パーキンソン病は基本的には，認知症，認知障害は乏しい病態とされています．ただし，パーキンソン病と診断されていても進行に伴って認知症を伴うことがあります．かつては，パーキンソニズムの発症から認知症発症までの期間が 1 年以内未満なら「認知症を伴うパーキンソン病」，1 年以上なら「レビー小体型認知症」と区別されていましたが[5]，現在の臨床診断基準では両者ともにレビー小体型認知症と呼ばれ区別はなくなりました．

レビー小体が中枢神経系に蓄積する疾患を総称してレビー小体病と呼ぶ立場もあり，この立場で考えると両者は同じ疾患と考えられます．違いは，レビー小体の分布で，パーキンソン病は，主として脳幹に蓄積するのに対して，レビー小体型認知症では，脳幹や間脳の諸核や大脳皮質や扁桃核にも蓄積します[5]．

文　献

1）日本神経学会監修，「パーキンソン病診療ガイドライン」作成委員会編：パーキンソン病診療ガイドライン 2018．医学書院，東京，2018
2）Postuma, R. B., Berg, D., Stern, M., et al.：MDS clinical diagnostic criteria for Parkinson's disease. Mov Disord, 30（12）；1591-1601, 2015
3）日本神経学会監修，「認知症疾患診療ガイドライン」作成委員会編：認知症疾患診療ガイドライン 2017．医学書院，東京，2017
4）McKeith, I. G., Boeve, B. F., Dickson, D. W., et al.：Diagnosis and management of dementia with Lewy bodies：Fourth consensus report of the DLB Consortium. Neurology, 89（1）；88-100, 2017
5）日本認知症学会編：認知症テキストブック．中外医学社，東京，2008

（樫林哲雄，數井裕光）

Q 薬の作用によるAD様症状とPD様症状にはどのようなものがありますか？

・薬剤性認知障害

薬剤によりアルツハイマー病に似た認知機能障害が起こることがあります．

抗コリン作用，鎮静作用，神経細胞毒性作用を有する薬剤は認知障害を惹起しうることが知られています．アセチルコリン系は，覚醒・注意・認知機能に関係しており，抗コリン作用を有する薬剤はこのような機能を障害します．代表的な抗コリン薬であるアトロピン以外にも，抗コリン作用を有する薬剤は多数あります．向精神薬では，抗精神病薬，三環系抗うつ薬，抗不安薬，ベンゾジアゼピン系睡眠導入薬，鎮痙薬（スコポラミン），抗パーキンソン薬（トリヘキシフェニジル，ビペリデン）などがあります．身体疾患治療薬としては，抗潰瘍薬（ブロパンテリン），第一世代H_1阻害薬，過活動膀胱治療薬，気管支拡張薬（イプラトロピウム）などにも抗コリン作用がありますが，これらの薬剤は高齢者に処方されることも多いことから注意が必要です．

また，循環器系薬剤は，せん妄・混迷・見当識障害・記憶障害などをきたし，認知機能低下を起こす可能性があります．広く処方されている抗不整脈薬（ジギタリス，アミオダロン，リドカイン，ジソピラミド，プロカインアミド，キニジン，フレカイニド，メキシレチン，プロパフェノン，トカイニド）や降圧薬（プロプラノールなどのβブロッカー，メチルドパ，クロニジン，レセルピン，カルシウム拮抗薬，ACE阻害薬）などを処方する場合には，認知機能低下を引き起こす可能性についても考えておくことが必要です．薬剤による認知機能低下は，脳血管障害や器質的脳病変，身体疾患などが背景にある場合が多く，このような薬剤を処方されている高齢者に認知機能低下を認めた場合には，薬剤による可能性も考えてみることが求められます．

・薬剤性パーキンソニズム

薬剤によりパーキンソン病と似た錐体外路症状が起こることがあります．

パーキンソン病と比較して，薬剤性パーキンソン病の方が ①進行が速い，②突進現象が少ない，③左右差は少なく対称性のことが多い，④姿勢時・動作時振戦が出現しやすい，⑤ジスキネジア・アカシジアを伴うことが多いことなどが指摘されていますが，横断的な臨床症状だけで区別することは困難です．

薬剤性パーキンソニズムは，抗精神病薬，抗うつ薬，消化性潰瘍用薬，胃腸運動調整薬など，ドーパミン拮抗作用を有する薬剤により起こります．中脳-皮質あるいは中脳-辺縁系のドーパミン機能過剰状態により精神病症状が出るとの仮説に基づき，ドーパミン拮抗作用を有する抗精神病薬が使用されますが，約80%のドーパミン受容体（D_2受容体）がブロックされるとパーキンソン症状が出現するとされています．また，テガフールなどの抗がん剤による薬剤性パーキンソニズムも報告されていますが，これは抗がん剤による白質脳症の結果として，パーキンソニズムが発症すると考えられています．古典的な血圧降下剤であるレセルピンも，シナプスでのドーパミンを枯渇させるというレセルピン本来の作用により，薬剤性パーキンソニズムを起こします．また，尿失禁などに使われる塩酸プロピベリンなどの頻尿治療薬は，その構造が抗精神病薬と類似しているためにパーキンソン症状を惹起する可能性が考えられています．

抗精神病薬による薬剤性パーキンソニズムの発症頻度は，15～60％と幅がありますが，高齢者，女性，高い薬物用量が薬剤性パーキンソニズムのリスクと有意に相関するとされています．ブチロフェノン系，フェノチアジン系，ベンザミド誘導体などの抗精神病薬では，使用開始後数日から数週間にみられることが多いようです．

（武田雅俊）

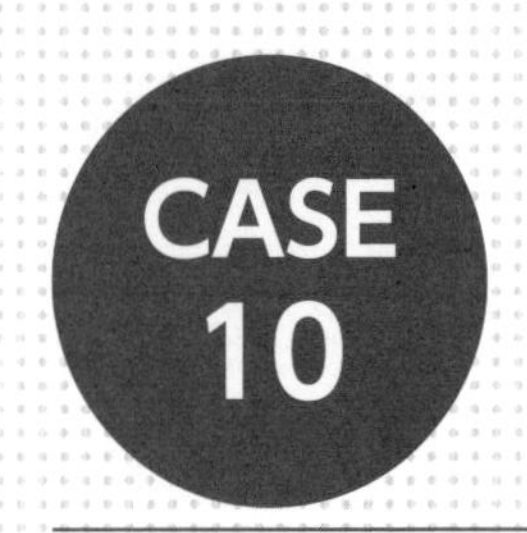

うつ病と診断され当院に紹介された後，レビー小体型認知症と診断したが家族が診断に疑問を抱き苦慮した1例

松本 均彦，長尾 喜一郎
医療法人 長尾会 ねや川サナトリウム

症例提示：70歳代，女性

主訴	希死念慮が強い，自殺企図.
生活歴	同胞2名中第2子．短期大学を卒業．企業の研究室にて英語を必要とする仕事に従事し，8年間勤務．その後，現夫と結婚し二男一女をもうけ，子どもが成長したあとは事務職として勤務していた．もともと，夫とは，コミュニケーションが上手く取れずに生活していた．夫が定年後，多量飲酒となり，X－3年から，さらに不仲となり強くストレスを自覚していた.
家族歴	特記すべきことなし.
既往歴	特記すべきことなし.
現病歴	夫との不仲から強いストレスを自覚したため，X－1年1月より心療内科や脳神経外科を受診．「うつ症状」と診断され，抗うつ薬を処方された．しかし，その内服で，頻尿や，不眠が続いたため服薬を自己中断した．本人の様子を心配した姉が，本人宅を訪れると玄関で倒れていたため，X年6月に自宅から姉の家に引き取られた．転居して10日後の夜，姉宅の隣にある庭で手首，胸などを包丁で刺した．腕は絆創膏対応で処置，胸は下着とシャツに血が滲んだ程度であった．そのため7月に姉とともに保健所に相談に行き，嘱託医より改めてうつ病の疑いとの診断を受け，精神科受診を勧められた.
初診時現症	X年7月，当院初診．表情はやや硬いものの沈痛な面持ちではなく，質問には静穏に応えられる．「気分が落ち着かなくて，自分を責めるようになってしまって．落ち着いて何かすることができなくて，気ばかり焦ってしまった．手がピリピリして動かなくなって，ときどき幻覚とか幻聴とかも出るようになった．その辺にあったクッションが人の顔になってパーッと走って行ったりして…．夜も眠れなくなってクリニックでクスリを出されて（リスペリドン1 mg/日），それを飲んでいたけど頻尿が酷くなって…」とこれまでの経過を話した．姉からは，「もともと内にこもる性格だった．（リスペリドンを服用して）頻尿だけじゃなくて，体の動きもものすごく鈍くなった」との話が聞かれた.
血液検査	軽度の低アルブミン血症，赤血球減少を認めるが，その他特記すべきことなし.
頭部MRI	脳室周囲，前頭葉，頭頂葉白質にFLAIR像で淡い高信号斑を認める（**図1**）. VSRADにてZ-Score：1.05，側頭葉内側部に比して背側脳幹の萎縮が目立つとのレポート結果.

88002-117 JCOPY

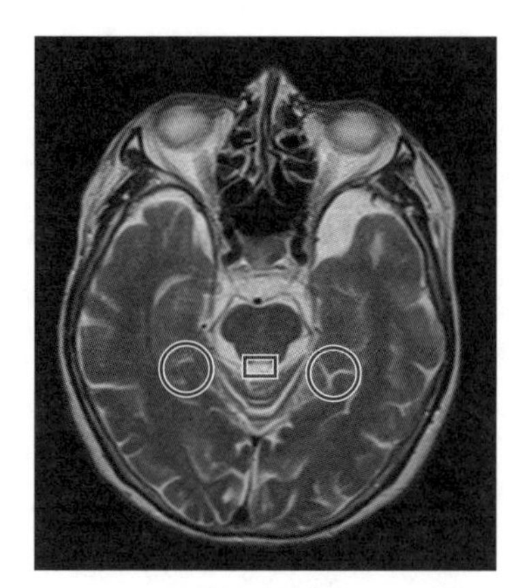

▶図 1　本例の初診時 MRI 画像
X 年 7 月初診時，T2WI
○：側頭葉内側部の萎縮はほとんど見られていない
□：背側脳幹の萎縮が目立つとの VSRAD のレポート結果

臨床診断 ①②③
初診時より幻視，薬剤に対する過剰な反応からレビー小体型認知症（DLB）を疑ったが本人および姉から認知機能の低下や記銘力障害に関する話は聞かれず，一方で自殺企図を伴ううつ状態の存在が認められたため，診断保留とした．

治療方針
通院にて抗うつ薬による薬物療法を開始し，うつ状態の改善をまず図るとともに認知機能障害，記銘力障害の程度および進行を観察し，診断基準を満たせば診断を改めることとした．介護サービスの導入は診断確定後に検討することとした．

薬物療法
セルトラリン 25 mg から開始し，後に 50 mg，75 mg と増量した．しかし，うつ状態の改善はほとんどなく，日常生活に強い支援を要するため姉より入院による治療を検討してほしいとの意向があり，本人も入院に同意したため 8 月に当院任意入院となった．

入院後経過 ④⑤
入院後に HDS-R を改めて実施したところ，27/30 で認知症と診断するには点数が高く，DLB の診断は引き続き保留とした．セルトラリンは入院後に 100 mg に増量し継続したところ，不安，焦燥，抑うつといった症状は軽減した．しかし，一方で幻視は頻繁に出現し，歩行や巧緻作業が困難であるとの訴えも聞かれた．これらの経過を踏まえ，うつ病の診断に加え，従前の本人の知的水準が相当に高いため HDS-R では認知症と診断し得ない DLB も併存していると判断，本人および姉にそのように説明した．MRI 画像（**図 2**）では**図 1** と比べてほとんど変化はみられなかった．

退院後経過
セルトラリンとアリピプラゾールの内服治療を継続しながら通院を再開した．退院後に用量調節を行った結果，セルトラリンは 50 mg，アリピプラゾールは 12 mg となった．しかし，幻視はその後も継続しており，パーキンソニズムも悪化こそないものの同程度で継続していた．

他院受診後
脳神経内科でも DLB と診断され，薬物療法もアセチルコリンエステラーゼ阻害薬の処方ではなく抗パーキンソン病薬を少量から試みるべきである，と本人および姉に説明され，再び当院通院を継続することとなった．

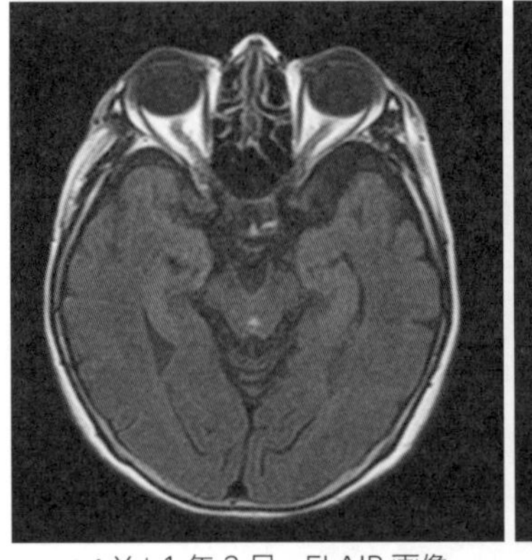
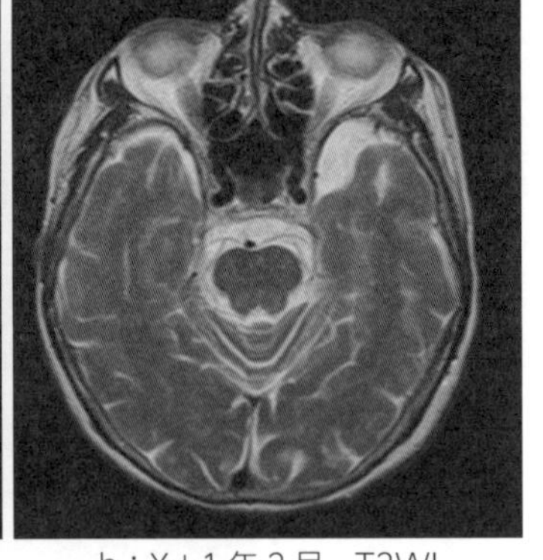

a：X+1年2月，FLAIR画像　　b：X+1年2月，T2WI

▶図2　本例入院経過中のMRI画像

考察
⑥⑦⑧

本症例は，最初にみられた症状はうつ状態で自殺企図もあり，DLBと診断しうる症状は出現していたが認知機能の低下と記銘力障害はきわめて軽度であったため，アセチルコリンエステラーゼ阻害薬を投与できなかった症例である．不安，抑うつといった精神症状がDLBの初期兆候となることは一般的であり，幻視やパーキンソニズムといった症状が持続していたこともDLBの存在を示唆するものであった．

臨床のキーポイント

① 抗うつ薬の副作用

抗うつ薬の投与によって容易にパーキンソニズムをきたしていることもレビー小体型認知症（dementia with Lewy bodies：DLB）の診断を支持するものと考えられた．さらに，改訂長谷川式簡易知能評価スケール（Hasegawa Dementia Rating Scale-revised：HDS-R）が高いため現時点ではアセチルコリンエステラーゼ阻害薬の適応とならず，幻視やパーキンソニズムには必要に応じ対症療法を行うと説明した．その後，幻視に対してアリピプラゾールを開始，3 mgから6 mgに増量した後，うつ状態については改善し日常生活に支援を要する状態は脱したため11月に退院となった．

② うつ病患者の自殺企図・自殺未遂

自殺企図，自殺未遂はうつ病のほか本症例のような認知症に伴ううつ状態でもみられうる．

③ うつ病の妄想とレビー小体型認知症の幻覚・妄想

うつ病でみられるような罪業妄想，微小妄想は本症例ではみられず，DLBに生じる生き生きとした幻視体験が認められていたことから積極的にうつ病とは診断しなかった．しかし，従前の本人の知的水準が高かったためか，HDS-Rでは明らかな認知機能障害および記銘力障害と判断できず，それ以外の注意機能障害や遂行機能障害でも目立ったものがなかったため，DLBと診断を確定できず，アセチルコリンエステラーゼ阻害薬も開始できなかった．

④ 抗精神病薬の副作用

アリピプラゾールの投与による副作用は明らかではなかった．初回検査から約半年経過したX＋1年2月にHDS-Rおよび頭部画像検査を行ったが，HDS-Rは27/30で変化なく，頭部画像上も明らかな変化を認めなかった．依然としてアセチルコリンエステラーゼ阻害薬の適応とはならないため，対症療法としてレボドパ/カルビドパ水和物合剤を開始したが，姉からは診断そのものに疑問があるため他院を紹介してほしいとの訴えがあった．そのため，他院脳神経内科を紹介した．

⑤ 病前認知機能と認知症の診断

DLBはHDS-Rのみではそもそも診断が困難であるが，本症例のように従前の知的水準が高い場合より診断が困難となるため，病前の知的水準とそこからの変化を積極的に聞き取ることは重要である．

⑥ 軽度認知機能障害へのアセチルコリンエステラーゼ阻害薬の投与

ただ，本症例はHDS-Rからごく軽度の認知機能障害および記銘力障害としか判断し得ないところ，軽度認知機能障害に対するアセチルコリンエステラーゼ阻害薬投与については明らかなエビデンスがなく推奨されないことを踏まえ，アセチルコリンエステラーゼ阻害薬を投与しなかったことが本症例にて利益を損なったとは筆者は考えない．

⑦ DLBの薬物療法

DLBの薬物療法においてはアセチルコリンエステラーゼ阻害薬単剤で完了することは少なく，幻視に対する抗精神病薬，パーキンソニズム対する抗パーキンソン病薬などを対症療法的に適宜増減を繰り返すことになり，本症例でもアセチルコリンエステラーゼ阻害薬を開始していない点を除けばその原則に従って治療を行っている．半年間の経過観察後も明らかな認知機能障害および記銘力障害の進行はなく，DLBの診断はやはり確定できなかった．

⑧ DLBの認知機能低下の経過

DLBはアルツハイマー型認知症と異なり認知機能障害および記銘力障害の進行は極めて緩徐であることが多く，本症例においても同様の経過がみられたと考えている．

症例掲載にあたり，本人が特定されないようプライバシーに配慮して記載した．また，本人ならびに家族より同意を得ている．

Q 認知症治療薬を初めて使用するときの注意点や副作用の観察方法を教えてください．

認知症の診断を受け，初めて薬を処方されたとき，認知症者本人としては容易に服薬を受け入れられない場合がありますし，拒否感がない場合でも認知症者が正確に服薬を履行するのは困難なことです．服薬管理と金銭管理の困難は認知症の最も初期の症状，すなわち手段的 ADL 障害の代表的なものです．ですから介護者としては服薬にかかわる問題が起きることを当然のことと考え，ゆとりをもって見守り，支えていく気持ちが大切です．

現在，保険適応が認められている認知症治療薬にはアルツハイマー型認知症に対する 4 剤（ドネペジル，ガランタミン，リバスチグミン，およびメマンチン）とレビー小体型認知症に対する 1 剤（ドネペジル）があります．作用機序としては，ドネペジル，ガランタミン，およびリバスチグミンはコリンエステラーゼ阻害薬であり，メマンチンは N-methyl-D-aspartate（NMDA）受容体拮抗薬です．

コリンエステラーゼ阻害薬の 3 剤には共通の副作用があり，飲み始めに最も頻度の高い副作用として悪心・嘔吐，下痢，食欲減退などの消化器症状が出現することがあります（3～15％程度）．悪心・嘔吐がなくても徐々に体重が減少することもありますので，定期的に体重を測定してください．消化性潰瘍の副作用もまれに生じますので既往のある人や鎮痛薬として非ステロイド性抗炎症薬を使用している場合は注意が必要です．また，徐脈や失神が起こることもあり，心筋梗塞，弁膜症，心筋症のある人，徐脈や心ブロック，低カリウム血症がある人は注意が必要です．気管支喘息や肺気腫を悪化させることもあります．したがって消化器・循環器・呼吸器内科などに通院中の場合は，内科主治医との連携も大切です．精神面では，焦燥感や攻撃性の増強，不眠などが現われることがあります．運動面では，とくにレビー小体型認知症でパーキンソン症状の悪化に注意が必要です．姿勢・歩行の変化や転倒に注意しましょう．リバスチグミンは貼付剤ですので，貼付部位の発赤・かゆみ・皮膚炎が出現することがあります．皮膚症状が出やすい方には保湿剤を併用することもあります．

メマンチンは作用機序が異なりますので，副作用も異なります．飲み始めにめまい感・ふらつき，傾眠が出現することがあり，観察が重要です．転倒リスクもあり，注意が必要です．また，頭痛，便秘や体重減少が起こることもあります．メマンチンは腎排泄性であり，腎機能が低下している場合は維持量を低く設定します．

副作用が疑われた場合，主治医とよく相談してください．

（布村明彦）

Q うまれつき知的機能が低い人は認知症になるものですか？

海外の報告では，50歳以上の知的障害者の11.4%が認知症者であったとの報告[1)]や，65歳以上の知的障害者の21.6%が認知症であったとの報告[2)]，知的障害者（ダウン症の人を除く）の認知症有病率をDSM-Ⅳに基づく診断で，60歳以上で13.1%以上，65歳以上では18.3%以上とする報告[3)]などがあります．また，対象者をダウン症候群に限った報告では，用いる診断基準や報告者によって変わりますが，認知症の有病率は30代で3.4%，40代で10.3%，50代で40%[4)]などと報告されています．さらに，ダウン症候群のある人を追跡した調査では，20年後には97.4%が認知症を発症していたとの報告[5)]もあります．本邦においては志賀らの報告で，65歳以上の知的障害のある障害者支援施設利用者のうち，20%に認知症様の症状による日常生活上の支障が明確に生じており，疑いも含めると，全体の約45%に認知機能の明らかな低下がみられたとしています[6)]．

まだよくわからない部分も多いためこれらの報告を踏まえて，知的障害者の認知症について，症候や実態の把握，診断や治療，ケアなど今後の検討が必要と考えられます．

文　献

1) Moss, S., Patel, P.：Psychiatric symptoms associated with dementia in older people with learning disability. Br J Psychiatry, 167；663-667, 1995
2) Cooper, S. A.：Epidemiology of psychiatric disorders in elderly compared with younger adults with learning disabilities. Br J Psychiatry, 170；375-380, 1997
3) Strydom, A., Hassiotis, A., Livingston, G.：Mental health and social care needs of older people with intellectual disabilities. J Appl Res Intell Disabil, 18（3）；229-235, 2005
4) Holland, A. J., Hon, J., Huppert, F. A., et al.：Population-based study of the prevalence and presentation of dementia in adults with Down's syndrome. Br J Psychiatry, 172；493-498, 1998
5) McCarron, M., McCallion, P., Reilly, E., et al.：A prospective 20-year longitudinal follow-up of dementia in persons with Down syndrome. J Intellect Disabil Res, 61（9）；843-852, 2017
6) 志賀利一：高齢知的障害者の実態に関する研究―障害者支援施設悉皆調査の結果より―．地域及び施設で生活する高齢知的・発達障害者の実態把握及びニーズ把握と支援マニュアル作成（研究代表者 遠藤　浩，厚生労働科学研究費補助金障害者対策総合研究事業　平成24年度総括・分担研究報告書）．2013（平成25）年3月，p.17-23

（石川智久，相澤明憲）

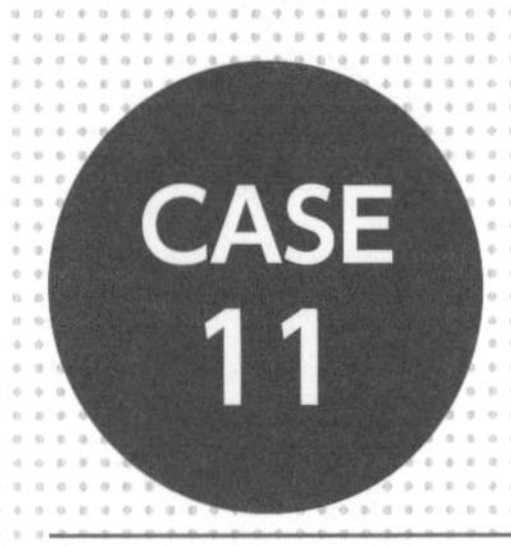

介護サービス導入に抵抗したアルツハイマー型認知症の1例：介護家族のエンパワメントの過程

布村 明彦
東京慈恵会医科大学附属第三病院 精神神経科

症例提示：80歳代，女性

主訴　(患者本人) 友人に着物やネックレスを盗まれた．
(長女) もの忘れがあり，身だしなみに無頓着になった①．

生活歴　同胞4名の第2子．洋裁の専門学校卒業後，百貨店に勤務した．20歳代に会社員の夫と結婚し，子は2人．40歳代に刺繍教室を開いたが，50歳代に母親の認知症介護のために実家に通うようになり，教室は閉じた．夫は7年前に死去し，以後は単身生活．長男と長女はいずれも既婚で，他県で生活している．

家族歴　母親は認知症を患い，70歳代で死去．

既往歴　10歳代に虫垂炎手術．生活習慣病の罹患なし．

現病歴　X−1年夏，県外の長女に電話で倦怠感を頻繁に訴えることが出現した．

X−1年秋，記銘力低下が目立ちはじめ，「頭がおかしくなった」「生きているのがつらい」と訴えた．さらに，自宅周辺で土地測量が行われていると「土地を盗ろうとしている」と疑うようになった．体重減少もあり，長女に勧められて内科病院を受診したが，内科的な異常は指摘されなかった．長女がたびたび帰省して様子をみていたが，X−1年末，身だしなみに無頓着になり，入浴回数は減少した．また，調理をせず，コンビニエンスストアの弁当購入が増加した．

X年1月，長女が帰省時に持参した親戚へのおみやげをすべて開封してしまう行動があった．また，使い慣れた給湯器を誤操作で壊してしまった②．

初診時現症　X年4月，当科（A大学附属病院精神科）初診．比較的穏やかな表情で質問によく答える．現在の一人暮らしに支障がないと述べ，生活面の機能低下を否定する．かつて刺繍教室を主宰したことに話を向けると満足そうな笑みを浮かべるが③，「そのころ生徒だった長い付き合いの友人に困った人がいる」「訪ねてきては着物やネックレスを盗っていく」と述べる．もの忘れに関しては，「歳のせいで少しはあるが，ひどくはない」と答える．振り向き徴候および取り繕い反応が認められる．姿勢・歩行に異常はなく，手指振戦および筋固縮は認められない．立ち上がり動作では軽度の下肢筋力低下が示唆される．
MMSE：23/30（見当識 7/10，即時再生 3/3，計算 3/5，遅延再生 1/3，物品呼称 2/2，文章復唱 1/1，口頭命令 3/3，書字命令 1/1，文章書字 1/1，図形模写 1/1）．

88002-117 JC

血液検査 血液一般・生化学検査に異常なし．甲状腺機能正常．血清梅毒反応陰性．アンモニア正常．ビタミン B_1，ビタミン B_{12} および葉酸正常．

画像検査 脳 MRI では軽度のびまん性大脳萎縮があり，両側基底核付近に虚血性変化を伴う（**図 1**）．脳血流 SPECT では両側の頭頂葉と後部帯状回および左側の楔前部に血流低下が認められる（**図 2**）．MIBG 心筋シンチグラフィでは集積低下は認められない（**図 3**）．

臨床診断 AD（BPSD として，もの盗られ妄想，アパシーを伴う）

治療方針 外来通院の方針で，コリンエステラーゼ阻害薬を開始し，介護サービス利用も開始する計画を立てた．長女から当面患者宅に泊まって様子をみたいとの申し出があったので，ただちに介護保険申請を行うこと，薬剤開始後の様子を観察することを指導した④．また，長女だけでかかわろうと考えずに，長男夫婦にも状況を伝え，可能な限り協力してもらえるよう話し合うことを指導した．

介護保険申請 介護保険主治医意見書作成にあたり，末尾の「特記すべき事項」欄に以下のコメントを記載．

「単身生活者で県外の長女がキーパーソンです．もの忘れのほかに，もの盗られ妄想が認められ，アパシーも徐々に強くなってきています．妄想とアパシーの背景には社会的孤立状況があり，デイサービスなどを利用した交流や活性化が望まれる状態です」⑤

薬物療法 ドネペジル 3 mg 投与開始後，12 日目に失神様のエピソードが出現し，内科受診．完全左脚ブロックが認められ，ドネペジルを中止し，コリンエステラーゼ阻害薬の投与は控える方針とした．

介護への抵抗 X 年 6 月，要介護 1 の認定があり，デイサービス利用の開始が決定し，施設見学も終えて長女はいったん自宅に帰った．ところが，デイサービス通所の当日になると患者は自宅に鍵をかけ，「あんなところはご飯を養ってもらっている人の行くところ，私は違う」と通所を強く拒否した．説得する長女に対しても易怒的な反応を示し，自宅周囲で行われている道路工事に対して「土地を盗ろうとしている」という妄想が再燃した．

薬物療法と介護家族のエンパワメント デイサービス利用はいったん留保し，メマンチン 5 mg を処方し，2 週後に同 10 mg に増量したところ，易怒性や被害妄想は表出されなくなった．メマンチンをさらに増量するとふらつきと体重減少が出現したため，10 mg の用量で継続した．また，長女の計らいによって，週に 3～4 回の頻度で近所の知人と散歩をするようになり，習慣化された．

X 年 9 月，MMSE スコアは 26/30（見当識 7/10，遅延再生 2/3）に改善された．

X+1 年 5 月，散歩に誘ってくれていた知人が入院し，運動習慣が途絶えてしまった．同年 7 月，MMSE スコアは 22/30（見当識 6/10，計算 4/5，遅延再生 0/3）に低下した．運動習慣の重要性について長女に教示したところ，長女が自分で調べてリハビリ特化型デイサービス施設利用を計画した．今度は患者も施設を気に入り，「汗をかくのは気持ちが良い」と述べ，週 2 回で開始した利用頻度をすぐに週 3 回に増加できた．さらに長女は，受診同行のほかに定期訪問や調理品郵送で患者の生活を支え，長男夫婦も定期訪問に加わるようになった．外来受診時に患者は長女に対する感謝の言葉を繰り返した⑥．

X+2 年 3 月，MMSE スコアは 22/30（見当識 5/10，計算 3/5，遅延再生 2/3）を維持．長女の希望で自宅近くの神経内科クリニックに紹介した．

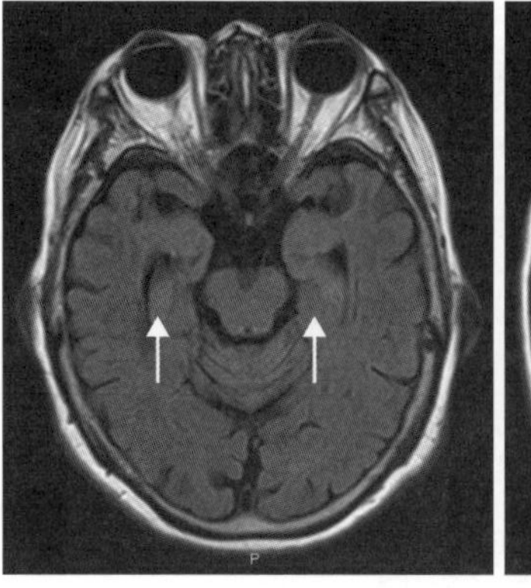
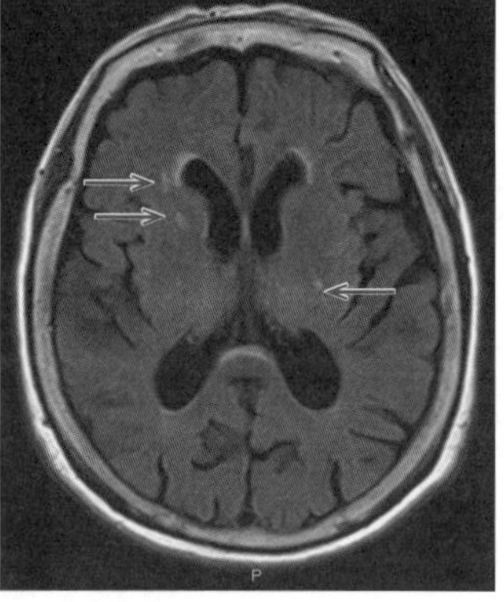

▶図 1　脳 MRI FLAIR 画像

内側側頭葉領域に軽度の脳萎縮（↑）が認められ，アルツハイマー型認知症の診断に矛盾しない．また，両側基底核付近に陳旧性の微小な虚血性変化（→）が認められる．

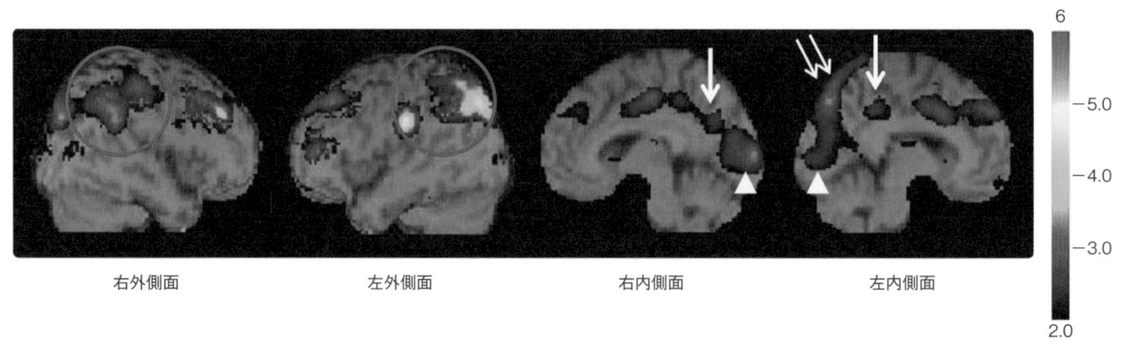

▶図 2　^{99m}Tc-ECD 脳血流 SPECT：easy Z-score Imaging System（eZIS）解析による相対的脳血流低下部位表示

脳の外側面では頭頂葉（赤○枠）に顕著な血流低下（左側優位）が認められ，内側面では両側の後部帯状回（↓）や左側の楔前部（↓↓）にも血流低下が認められることから，アルツハイマー型認知症の診断に矛盾しない．他方，後頭葉（△）の血流低下も認められ，レビー小体型認知症との鑑別を要する．

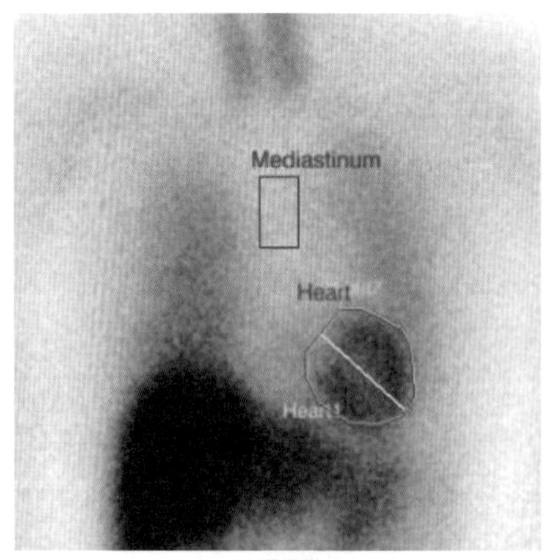

a：早期像

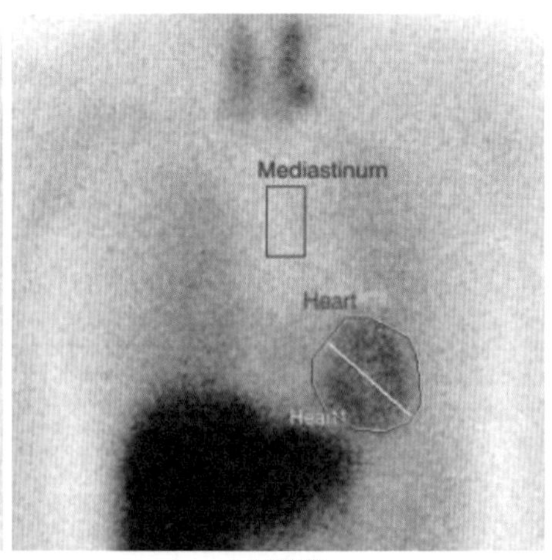

b：後期像

▶図 3　^{123}I-MIBG 心筋シンチグラフィ

早期像，後期像ともに心臓への MIBG 集積低下は認められず，心臓・縦隔比（H/M 比）は早期相 3.15，後期相 2.88 と保たれ，正常所見と考えられる．したがって，本検査からはレビー小体型認知症の診断は支持されない．

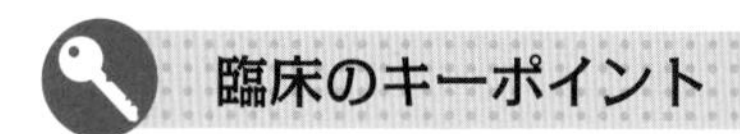

臨床のキーポイント

① 主訴は本人と家族に分けて記述しておく[1)]

認知症診療においては，家族が最も訴えたいことと本人の訴えが一致しないことがしばしばある．本人は何も問題がないと主張することも多い．あるいは腰痛や下肢痛など身体症状の訴えにとどまるかもしれない．それ自体が自身の機能低下への受け止め・態度を示す重要な所見であるから，診療録に本人が訴えるままに記述する．

② 日常生活活動（ADL）障害を見極める

統合失調症の診断のコツが生活態度の変化（生活史の変曲点）を見定めることにあるように，認知症診断の基本はADL障害の把握にある．それが緩徐進行性の認知機能低下に由来する証拠を集めることで診断が固められる．本症例でも炊事や家電機器操作などの手段的ADLの遂行に支障があり，着衣・入浴といった基本的ADLにも影響が現われている．

③ 初診面接では患者の「昔取った杵柄」に触れる[1)]

認知症の初診面接は，当然ながら，本人に主訴を問うことから始める．容易に話が広がらなくても，同伴者が口を挟むことはしばらく控えてもらう（「のちほどゆっくり伺う」と告げて制する）．現在の生活の状況を患者自身がどう捉えているのかについて，ある程度探ることができたら，次に本人がその生涯を通して誇りにしてきたこと，楽しんできたこと，など「昔取った杵柄」に話題を向ける．本症例の場合，刺繍教室を主宰したことであるが，実際その話題の後に患者が妄想症状を表出していることをみても，こうした面接の流れが初対面の医師への信頼感を高めたと考えてよいだろう．これは，その後に診断・治療方針の説明・同意を進めていくうえで重要な基盤になる．

④ 介護サービス利用のタイミングを遅らせない

社会的孤立状況を背景にした被害妄想やアパシーは，現代の超高齢社会における認知症初期のきわめてcommonな病態である．薬物療法と同時に，時機を逃さず介護サービス利用を導入すべきである．本人は必ず「まだ必要ない」という態度を示すものであり，家族は「本人の意思を尊重して」と介護保険申請を先延ばししたがる．それらにまかせて医師が指導の手を緩めると，介護サービス利用開始は，基本的ADL障害が重度に進行するまで待つことになる．その場合，社会的孤立状況の放置，あるいは家族の抱え込みと心理的葛藤状況に陥り，患者のQOLは低下する一方となることが多い．主治医として，介護サービスは福祉であるから強制ではないことを保証しながら，予防的な介護サービス利用の重要性を粘り強く説得する姿勢が望まれる．

⑤ 介護保険主治医意見書作成のコツ

介護保険主治医意見書を作成する際は，末尾の「特記すべき事項」欄（裏面の最下段）を空欄のまま提出しない．この特記事項記載欄こそ，主治医と介護福祉担当者との重要な連携ツールと認識すべきである．初回の意見書では，どうして介護福祉サービス導入が必要なのか，その導入よってどのような効果が期待されるのか，具体的に記述する．2回目以降の作成時は，サービス介入後の変化を書き込むとよい．

⑥ 介護家族のエンパワメント（自己効力感）[2]

本症例では最初の介護サービス導入が易怒性出現や妄想再燃を引き起こした．いったん介護サービス利用を留保したが，キーパーソンである長女が，医師との面接で得たヒントをもとに行った柔軟な対応には学ぶべき点が多い．すなわち，知人に依頼して散歩の運動習慣を確立したこと，この知人の入院後に1日型（いわゆる「お預かり型」）デイサービス以外にリハビリ特化型（機能訓練特化型）デイサービスの存在を見出し，患者にとって相性の良い施設利用につなげたこと，さらには疎遠であった長男夫婦にも働きかけて快く協力が得られたこと，自らも距離を保ちながら定期的な支援を継続したこと，などの対応である．受診時の長女が次第に自身の介護に自信を得てゆく様子が伝わってきた．介護で生じた問題の対処において介護者自身が「自分の判断を実践し，うまくやれている」という自己効力感を獲得する過程，すなわち，エンパワメントの過程を共有できたことは，主治医としても貴重な経験であった．

症例掲載にあたり，本人が特定されないようプライバシーに配慮して記載した．また，本人ならびに家族より同意を得ている．

文　献

1）布村明彦：認知症の診断．精神医学的診察．認知症ハンドブック 第2版（中島健二，下濱　俊，冨本秀和，ほか編）医学書院，東京，p.145-151，2020
2）今村　徹：認知症患者と家族を支えるために：エンパワメントをめざす家族支援の方法論．高次脳機能研究，30（2）：313-316，2010

法律・社会支援システム編

Q　認知症が疑われたら，どこに相談に行ったらよいですか？

ご家族からみて認知症かなと思われる症状がある時には，本人に「近頃少し疲れてない？」「夜は眠れる？」「物を忘れたりしない？」などの問いかけを，ゆっくり顔を見ながら行います．本人が強く否定しても時間をかけ，一度専門の先生に診てもらうよう説得します．本人は納得したかのように見えても当日になると拒否することがあるので，必ず家人が付き添って行くことが重要です．普段，身体のことで受診しているかかりつけ医でもよいですが，できれば認知症を専門に診ている精神科の医師を受診することをお勧めします．精神科というと少し敷居が高く，受診しにくいように思われますが，連絡して，予約をすればスムーズに診てもらえます．また，全国に約500ヵ所ある認知症疾患医療センターに連絡すれば診察予約をすることができます．センターの予約状況にもよりますが，1～2週間以内には診察が受けられます．気になる症状がみられたら，思い切って早めに受診してみてください．

（渕野勝弘）

88002-117 JCOPY

法律・社会支援システム編

Q 介護サービスを利用したいのですが，どのようにしたらよいですか？

2000年に始まった介護保険は，市町村が保険者となり，40歳以上の国民すべてで高齢者（65歳以上）を支える制度です．心身に障害があり，日常生活を送るうえで入浴，排泄，食事などに介護が必要な状態になれば，まず市町村に要介護認定の申請を行い原則として要介護・要支援認定を受けなければサービスを利用することはできません．要介護認定申請を受理した市町村は訪問調査員を派遣して調査を行います．主治医意見書，一次判定，二次判定を経て30日以内に認定を行い通知します．受けられるサービスの上限は要介護度別に決められています．要介護者が在宅で介護を受ける場合は，サービスを利用するためケアプランの作成を居宅介護支援事業者（ケアマネジャー）に依頼します．要支援者は地域包括支援センターが介護予防ケアプランを作ります．サービス事業者が訪問介護やデイサービス，リハビリテーション等の介護サービスを提供します．

（渕野勝弘）

法律・社会支援システム編

Q 居宅で受けられるサービスにはどのようなものがありますか？　認定前でもサービスを利用できますか？

介護保険の保険給付は，要介護者のための「介護給付」と要支援者のための「予防給付」，市町村が第一号被保険者（市町村内に住所を持つ65歳以上の者）の保険料を財源として独自に行う「市町村特別給付」に分類されます．さらに，利用者がどこでサービスを受けるかによって分類すると，自宅に住んでいて受ける「居宅サービス」「地域密着型サービス」と，介護保険施設に入所して受ける「施設サービス」に分類されます．居宅で受けられる介護給付として，訪問介護，訪問入浴介護，訪問看護，訪問リハビリテーション，通所介護（デイサービス），通所リハビリテーション（デイケア），短期入所生活介護（ショートステイ），福祉用具貸与等があります[1)]．地域密着型サービスには，認知症対応型通所介護や小規模多機能型居宅介護があります．利用者は居宅サービスと地域密着型サービスを組み合わせることができます．認定手続き中であれば，要介護状態によりさかのぼって適応されます．適応外となった場合は，全額自己負担となります．

文　献

1）高室成幸監：介護保険の基本と仕組みがよ～くわかる本第7版．秀和システム，東京，2018，p.104-105

（渕野勝弘）

Q 配偶者にもの忘れが多いので，病院を受診するように勧めていますが，応じてくれません．どのように対処すればよろしいでしょうか？

まずは他の疾患でかかりつけ医を受診している場合は，かかりつけ医の先生にそっと相談してみてください．長年診ていただいて信頼している先生から，「高齢になると誰でももの忘れがでてくるものです．一度，脳健診を受けてみませんか？」と勧められると，意外に受診してくれることもあります．最近はかかりつけ医認知症対応力向上研修を受講している医師が多くなっていますので，専門医を受診しなくても，かかりつけ医の先生が診断と治療ができる体制が整ってきています．

あるいは介護サービスをすでに利用している場合は，ケアマネジャーから勧めてもらうのもよいかもしれません．家族以外の第三者から勧められるとまた違った反応があるものです．

それでも難しい場合，あるいはかかりつけ医もケアマネジャーもいない方では，地域包括支援センターなどに相談して医療機関を紹介してもらい，配偶者自身も「自分ももの忘れが心配になってきたから，一緒に受診してみよう」と誘うのも一案かと思います．

このような方法をとっても受診につながらない場合は，各自治体には「認知症初期集中支援チーム」が設置されていますので，相談してみてください．認知症初期集中支援チームの構成員は，認知症サポート医，保健師，看護師，作業療法士，社会福祉士，介護福祉士などの専門職です．チーム員がそのご自宅に何度も訪問して，その方との信頼関係を構築して，適切な医療への受診や介護の問題点などをそれぞれの専門分野を活かしながらかかわり，在宅生活を継続するように援助します．ご質問のように，認知症の方では受診を拒否することが少なくありません．介護認定を受けて介護サービスを利用しようとしても，どこの医療機関にも受診していない場合，主治医意見書を作成することができないために介護認定をしてもらうことも難しいです．この認知症初期集中支援チームは，チーム員がご自宅に訪問してくれるので，このような受診拒否が強い方のご家族にとっては非常に有用な取り組みです．認知症初期集中支援チームの多くは各自治体にある地域包括支援センターに設置されていますが，わからない場合は市町村高齢者福祉担当課などに問い合わせるとよいでしょう．

（内海久美子）

88002-117 JCOPY

Q 介護で疲れない工夫や，症状を悪化させない工夫など，上手な介護の工夫について教えてください．

認知症介護では「認知症を患う人を怒ってはいけない，本人の気持ちに寄り添い否定せず受け入れましょう」といいますが，それは簡単なことではありません．正直怒りを感じてしまうこともあると思います．「どうして上手に介護できないのだろう…」と悩み，自分を責めてしまうこともあるかもしれませんが，どうか自分を責めないでください．介護に正解はないのです．完璧な介護などありません．まず一番大切なのは，介護者が自分自身を責めないことです．病気のご本人もつらいですが，支えている介護者もつらさを抱えています．

ご本人と介護者は合わせ鏡の関係にあります．ご本人がイライラしていると介護者も困惑しますし，介護者が疲弊しているとご本人も不安になり症状に影響します．ご本人の行動変化が介護負担につながっている場合は主治医に相談してください．介護負担が大きく疲れがたまり，イライラや落ち込みを感じ余裕をもって介護できない場合は，デイサービスなどの介護サービスを導入したり，これまで利用している介護サービスを見直してもらうようにケアマネジャーに相談してみるのもよいでしょう．また，自分を癒す時間を作ってはいかがでしょうか．趣味を楽しむ時間や一人でのコーヒータイム等，自分のストレスや疲れを癒す手段を持つことは大切です．このとき，決して罪悪感を抱かないでください．また家族会や認知症カフェ等での情報交換や自分の気持ちを打ち明けることが助けになります．介護者自身が余裕をもつことが，ご本人の症状を悪化させない秘訣です．

ご家族だけで介護を継続していくことは困難です．かかりつけ医，ケアマネジャーはもちろん，利用している施設職員，地域包括支援センターやご近所さんなど，たくさんの人でご本人を支えていきましょう．専門職がかかわることで介護方法や困りごとを解決するアイディアが増えるだけでなく，「一人ではない」と感じられることが介護負担を軽減します．

介護は 24 時間 365 日続きます．認知症やかかわり方について正しい知識を身につけることも重要ですが，「こうしなければいけない」と完璧を求めず，ご家族自身のストレスをうまくコントロールすること，周囲の人と一緒にご本人を支えていくことが介護を継続させるコツです．

（柳渡彩香，内海久美子）

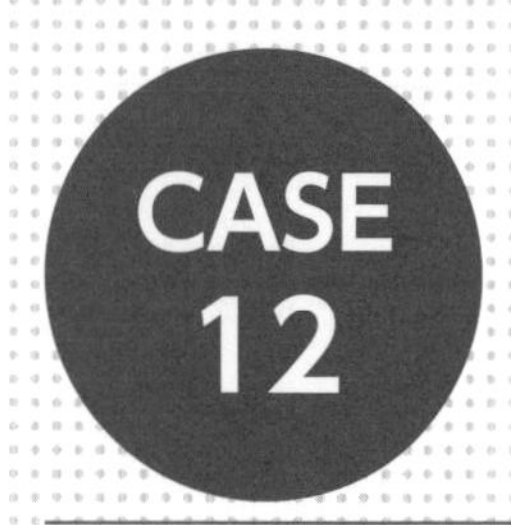

癌が疑われ検査も治療も拒否したアルツハイマー型認知症

内海 久美子
砂川市立病院 認知症疾患医療センター

症例提示：80 歳代，女性

主訴（3 回目受診時）	（患者本人）夜は眠れるが，食欲がない．デイサービスは行っても面白くないから行かなくなった． （長女）食欲がなく，ほとんど食べない．寝てばかりで足腰も弱った．「はやく死んだほうがいいんだ．死にたい」など悲観的言動があり，鏡で自分の老いた姿を見ては泣く．会話をしなくなった．娘に電話することもできなくなった．
生活歴	中学卒業後，専門学校卒業．20 歳代で会社員の夫と結婚し，長女・長男の 2 子をもうけ自営業をしながら育てる．40 歳代前半で，アルコール依存症を患っていた夫が死去してからは，長男との 2 人暮らしとなった．40 歳代半ば，めまいや不眠があり近医精神科 A 病院を受診．うつ病の診断で数ヵ月間の入院加療後は，定期的通院を継続．50 歳代後半には，長男が結婚したため独居となった．70 歳代になりこれまで続けていた仕事を辞めて，長男夫妻と同居となった．70 歳代後半，倦怠感と不眠が強くなりうつ病の診断で近医精神科 B 病院に数ヵ月間入院．退院後，うつ病を発症した背景に嫁との確執があり，自らの意思でケアハウスに入所となった③．
家族歴	精神疾患の家族歴はなし．
性格	几帳面で神経質．
既往歴	40 歳代半ばよりうつ病（2 回の入院歴あり）．
初診時現症	X−2 年，長女や長男が施設に面会に行くと，昔話が多くなり最近の話は忘れる，以前より怒りっぽくなって情緒が不安定になっていることを心配して，もの忘れの精査を目的に当院に紹介受診となった．診察時，礼節は保持されており，疎通性は良好で診察にも協力的であった．うつ病の治療経過については正確に詳述し，現在は夜間の睡眠はとれており，少量の抗うつ薬内服（かかりつけ医からパロキセチン 30 mg 処方継続あり）でうつ気分や意欲低下もないが，同居している嫁への不満を言述していた．もの忘れについては，「少し忘れっぽくなったかな」と表面的な自覚はあった．
初診時検査所見	心理検査では HDS-R 19/30，MMSE 21/30，場所の見当識，シリアル 7，数逆唱，3 語の遅延再生，語の流暢性で減点しており軽度の認知障害を認めた． MRI 検査や脳血流 SPECT 検査では特記すべき所見はなかった． 日常生活動作においてはすべて自立しており，現時点では軽度認知障害と診断した．う

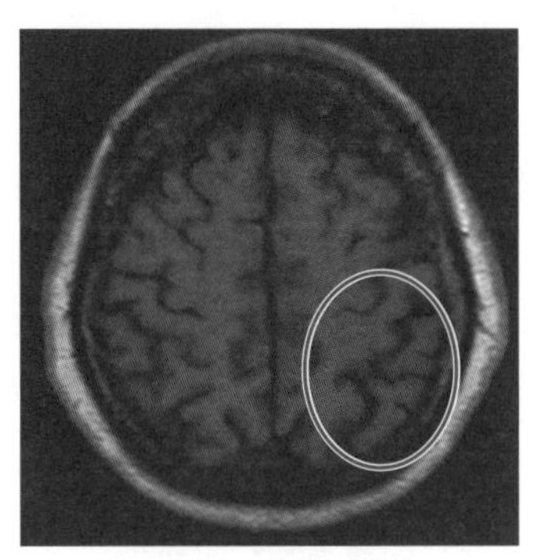

▶図 1　**頭部 MRI**
左頭頂葉の軽度萎縮

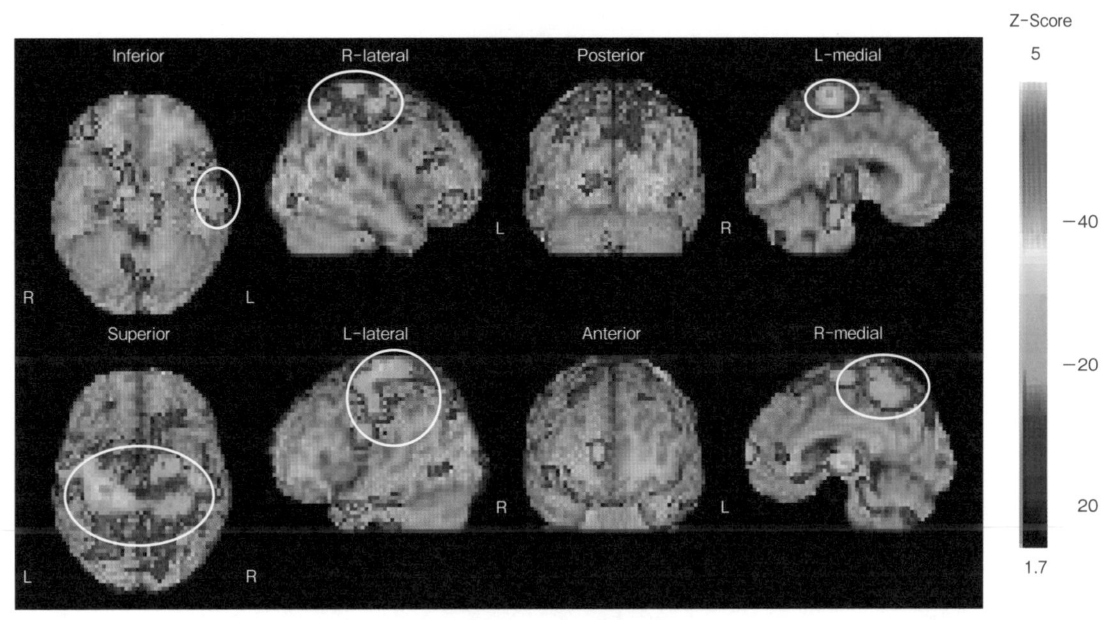

▶図 2　**脳血流 SPECT**
左側頭葉底面と両側頭頂葉・前頭葉の相対的血流の低下

つ病は寛解状態と判断した④．かかりつけ医に今後も通院をしていただくことになり，今後認知機能障害の悪化がみられたときには再診するように伝えた．

再診時現症　X 年－5 ヵ月，2.5 年ぶりの再診．2 週間前から不眠を強く訴えてかかりつけ医を頻回に受診しては睡眠導入剤を増量してもらい，かつそれを処方量より多く飲んだため，家族の希望により当科に再受診．表情は暗く沈んでおり，不安・緊張感が強く，声量も小さい．「心配事があって，眠れなくなった」と話し，「誰かが部屋に入ってお金を盗むので，今の施設にはいたくない」と被害妄想が根底にあった．うつ状態の診断で即日当院入院となった．睡眠導入剤の調整で不眠の訴えは改善して，表情にも活気がみられるようになった⑤．病棟生活では，入浴は自立していたが下着をつけたまま浴槽に入ったり，午前中に話した内容を午後には忘れていることがあった．認知症精査を実施したところ，HDS-R 18/30　MMSE 16/30 と以前より低下していた．MRI 検査（**図 1**）では左頭頂葉の軽度萎縮，脳血流 SPECT（**図 2**）では左側頭葉底面と両側頭頂葉・前頭葉の相対的血流の低下を認め，アルツハイマー型認知症（AD）と診断して，メマンチンを開始した．うつ症状はみられなくなった．本人は施設には戻りたくないと話していたため，長女と長男との面接を重ね，再び息子夫妻と同居することとして，今後は介護認定をしてデイサービスなどの利用を勧めた⑥．約2週間で退院となった．以後はかかりつけ医に通院とした．

3回目受診

X年，5ヵ月後の再診．家族からは，以下の状態が報告された．1ヵ月前からデイサービスを休むようになり，非常に表情が硬く口数も少なくなった．入浴も自力でできず介助が必要になった．食欲がなく，ほとんど食べず，寝てばかりで足腰も弱った．「はやく死んだほうがいいんだ．死にたい」など悲観的言動あり．鏡で自分の老いた姿を見て泣く．家族はこれらの状態変化をうつ病の再燃と考え入院を希望した．診察では，体重減少がありすっかりやつれて情けない表情で，「デイサービスは行っても面白くないから行かなくなった．睡眠はとれている」と小声で語った．

うつ状態と判断して，入院を勧めると「入院したほうがいいかね」と同意あり任意入院となった．しかし病棟に入ってからは，「帰ります」と硬い表情でまったく説得にも応ぜず．「明日来ますから」と言うため，入院はキャンセルして，よくご家族と話し合ってみて，明日来てくださいと伝えた．

翌日家族より電話があり，入院を希望して来院．入院に同意あり任意入院となった．

入院時血液検査

CRP 10.62 mg/dL，WBC 9.700/μL，Hg 8.9 g/dL，Fe 21 μg/dL，TP 5.7 g/dL，Alb 2.1 g/dL

炎症所見と貧血，低蛋白を認めた．

入院時尿検査

WBC 3＋

体重激減：3ヵ月間で−10 Kg

内科医へのコンサルト

入院翌日から，悪心と3回の少量嘔吐，37℃後半の微熱あり．内科にコンサルトして，CT検査の結果，盲腸に腫瘤性病変と膀胱への浸潤があり，盲腸癌が疑われた．炎症所見は慢性的な膀胱感染によるものと診断され抗菌薬を投与し数日後には解熱．内科医は，盲腸癌について認知機能や年齢からすると積極的な治療の適応はないと考えたが，まずは家族に盲腸癌が疑われ，今後数ヵ月間の予後であること，膀胱と癒着もしており手術は難しいことを説明した．家族からは，「今は90歳まで生きる時代なので，10年くらいは長生きしてほしい．手術はしてもらったほうがよいと思っている」と語られ，かつ「認知症があると治療ができないのはなぜか？」との質問があった．それに対し，内科医より以下のような説明がなされた．「認知症があっても自分で病状がある程度わかり，決められる方であれば，治療をすることがあります．本来は自分の意思で治療を受けるかどうかを決めるのが原則です．また，認知症の方では手術や検査前に守るべきことを守ることが難しかったり，手術後のリハビリをどのくらいできるかという問題もあります．そもそもご高齢の方では手術後に肺炎になるなどの危険性もある．抗がん剤であれば，たとえば副作用が出たら教えてもらうことも必要ですし，自分の病状がわからないのに薬を投与されるということがどういうことなのか．副作用などは身体に負担をかけるわけですので…」との説明であった．その後，内科医は，本人に「おなかに悪いものがあるので，大腸カメラの検査をしましょう」と勧めたが，「やりたくない，もう先生かまわないで．お腹も開きたくない」と

88002-117 JCOPY

検査に同意しなかったため，保存的治療（best supportive care：BSC）となった⑦.

第２のコンサルト（外科）

しかし家族はこのままであれば早晩腸閉塞で死んでしまうとあきらめきれず．精神科主治医としては，認知症はまだ中等度であり，術後管理が困難になるような事態はあまり考えられないと判断したため，消化器外科にCTを供覧し手術の可能性について相談した．根治手術は難しいが手術によって延命は十分考えられるとの回答であった．そこで本人にお子さん達は少しでも長生きしてほしいと願っていることを根気強く説明してせめて検査だけでも受けてみましょうと説得を試みたところ，「子ども達がそこまで望むなら…」と了解した．

消化器外科から内科に検査依頼となり，内視鏡検査の結果，盲腸癌と診断され，消化器外科に転科．右半結腸・小腸切除術，膀胱壁切除後に形成術を実施した．術後せん妄やルート抜去などのBPSDもなく１週間で当科に転科．「手術を受けて，自分は頑張ったでしょ」と手術したことへの達成感を言葉にした．リハビリにも積極的に取り組み，自宅退院への希望が表出されるようになった．そのため同居の長男夫妻と自宅退院について話し合ったが，商売をしているため今の本人の状態ではしっかりとした在宅介護が難しいという意見が出されたため，本人とよく話し合うように伝えた．その話し合いのあとに，主治医から本人に，今後の退院先については本人の意向を尊重して決めたいと伝えると，「私，ここにずっと居ようかしら」と自宅退院希望が変化しており，おそらくは息子夫妻への配慮からの言動と思われたが，その意思を汲み取って，長期に入院はできないので認知症グループホームへの入所でも構わないかと提案して同意を得た．グループホームの施設が５ヵ月後にようやくみつかって退院となった⑧.

退院後経過

退院後は消化器外科と精神科の定期的通院となり，グループホームではカラオケ・体操等にも積極的に参加して食欲もとても旺盛で，診察時はおしゃれな装いで表情豊かに言葉数も多く声量もあり，本人の口から「今はあのとき手術して良かった，それでなければ死んでいたもの．入院していたときも，歌を歌ったりして本当に楽しかった．いい思い出です」と嬉し涙を流した．術後３年経過して癌の再発はないと判断され消化器外科は終診となった．

臨床のキーポイント

① 考察ポイント１

本症例ではうつ病の入院歴が３回あったため，食欲低下・食事量減少・体重減少をうつ病の症状として捉え，入院時うつ病の再燃と誤診して身体疾患を見落とす可能性があった．

入院時点では食事量や体重減少をうつ病による身体症状と判断してしまった．確かにこの状態は，ICD-10やDSM-5の操作的診断基準ではうつ病と診断しうる．うつ病は心理的・社会的・身体的などの多因子が関与しており，特に高齢者においては身体因子の関与が大きい場合がある．本症例では，本人自ら嘔気・嘔吐が入院前からあったことを語ってはいなかった．診察医は身体疾患を念頭において，積極的な問診を心掛けなければならない．精神科においても，最低限の採血や心電図・X線などルーチン検査と，時に高齢者では介護者も知らないような転倒があって硬膜下血腫をつくっていることもあるので，頭部CT検査を実施すべきである．

② 考察ポイント2

悪性腫瘍が疑われたが，内科医は認知症を合併していることと本人が検査を拒否したことから，それ以上の検査・治療をあきらめ本人の意向に沿った方針をとったが，医療行為において本人の意思をどのように尊重するかは難しい問題である．

身体疾患に対する医療行為は，本人との契約が成立して開始することが大原則である．しかし認知症の方においては，医師の説明を十分に理解して，自分が置かれている状況と今後の疾患の進行を予測することが難しい．2018年に厚生労働省は「認知症の人の日常生活・社会生活における意思決定支援ガイドライン」[1]を公表した．本ガイドラインは，「認知症の人が，自らの意思に基づいた日常生活・社会生活を送れることを目指すもの」である．そのなかで「本人の示した意思は，それが他者を害する場合や，本人にとって見過ごすことのできない重大な影響が生ずる場合でない限り，尊重される」と記載されている．本症例は後者に該当しているのだが，内科医は認知症もあり本人の同意が得られず，かつ膀胱にも癌が浸潤していることから検査も断念した．しかし外科医の判断は異なっていた．このまま未治療であれば数ヵ月の余命であることから，家族や医師からの粘り強い説明により，最終的には本人の同意を得て手術を実施して，その後完治してグループホームでの生活を楽しんでいる．本人の意思を尊重することは大前提であるが，認知症の方では，複数の医療者や介護者などが意思決定支援者として何度も話し合いを重ねていくことが必要である．

③ 高齢者の居住場所をどのように選択するか

高齢者の入所施設には，ケアハウス・介護（あるいはサービス）付き有料老人ホーム・老人保健施設・認知症グループホーム・特別養護老人ホームなどがあり，その人のADLや身体状況さらには経済状況を総合的に判断して選択される．入所に際してご本人の同意が必要であるが，認知症の方で同意能力が損なわれている場合には成年後見制度が活用される．入所に対して本人の理解と納得が得られなければ，帰宅願望が強くなり対処に苦慮するため，丁寧に説明して納得していただく努力が求められる．

④ うつ病と軽度認知障害の鑑別

うつ病では抑うつ気分のほかに精神運動抑制がみられ，認知機能が一時的に低下している場合があり，従来から仮性認知症と呼ばれてきた．特に高齢発症のうつ病では認知症との鑑別は困難なことが多い．うつ病患者ではもの忘れを強く訴えたり，心理検査などでも質問に対してすぐに「わかりません」と返答する特徴がみられる．一方でうつ病は認知症の危険因子でもある．アルツハイマー型認知症やレビー小体型認知症にうつ病が併発していることもある．時には認知症発症前の前駆状態にうつ病を発症していることも稀ではない．社会生活や日常生活においてはまだ支障をきたしていないが認知機能が軽度低下している軽度認知障害の方が1年間に認知症にコンバートする率は5～15%[2]といわれている．うつ病と診断した場合でも薬物療法や非薬物療法を行いながら，認知症に移行していないかに留意しながら診療することが求められる．

⑤ 睡眠導入剤と認知機能

高齢になると加齢に伴う睡眠構造や睡眠リズムの変化により不眠が起こりやすくなる．特に認知症を発症するとその傾向はより増加する．短時間睡眠や慢性不眠は海馬の萎縮やアミロイドの沈着を増大[3]させ，不眠が認知機能に悪影響を及ぼすばかりではなく，介護者への影響も大きい．不眠をうまく治療することが精神科医に求められている．これまで頻用されてきたベンゾジアゼピン系（BZP）あるいは非BZP系睡眠導入剤については，メタアナリシス解析[4]で認知症患者において認知機能低下のリスクを約3倍高めていた．そのため近年はオレキシン受容体拮抗薬やメラトニン受容体作動薬が推奨されている．

⑥ 認知症患者における居住場所の変化とデイサービスの機能と役割

本症例では，認知症発症によりケアハウスから家族との同居になり，在宅になると他者との交流や外出などの機会が少なくなることが予測され，デイサービスを利用することになった．デイサービスは，入浴や食事等の介護・機能訓練だけではなくレクリエーションなども行って，利用者の社会的孤立感の解消および心身の機能の維持ならびに利用者の家族の身体的，精神的負担の軽減を図ることができる．なにより送迎してくれるため便利で利用しやすい．

⑦ Best Supportive Care（BSC）

BSCとは，がんに対する抗がん剤や手術などの積極的な治療は行わず，癌による身体的な苦痛や治療の副作用を軽減したりしてQOL（生活の質）を高めたりすることを目的にした治療である．効果的な治療が残されていない場合や，患者さん自らの希望に応じてこの方針がとられる．BSCについても，認知症の方の場合に本人の判断・意思をどのように尊重するのかは難しい課題である．

⑧ 認知症グループホームの活用と自己達成感

認知症グループホームは5～9人の少人数を単位としているため，「なじみの関係」を作りやすく，家庭的で落ち着いた環境の共同住居である．食事の支度や掃除などの日常生活行為を入所者がスタッフとともに共同で行うことにより，本人の持てる力を発揮して達成感や充足感を得ることができる．認知症になっても自分の役割があり，誰かのお役に立てたという実感をもてることは生きることへの原動力につながる．

症例掲載にあたり，本人が特定されないようプライバシーに配慮して記載した．また，本人ならびに家族より同意を得ている．

文 献

1) 厚生労働省：認知症の人の日常生活・社会生活における意思決定支援ガイドライン．2018（https://www.mhlw.go.jp/stf/seisakunitsuite/bunya/0000212395.html）（参照 2020-12-01）
2) 日本神経学会監修，「認知症疾患診療ガイドライン」作成委員会編：認知症疾患診療ガイドライン2017．医学書院，東京，2017
3) Spira, A. P., Gamaldo, A. A., An, Y., et al.：Self-reported sleep and β-amyloid deposition in community-dwelling older adults. JAMA Neurol, 70（12）；1537-1543, 2013
4) Ellul, J., Archer, N., Foy, C. M. L., et al.：The effects of commonly prescribed drugs in patients with Alzheimer's disease on the rate of deterioration. J Neurol Neurosurg Psychiatry, 78（3）；233-239, 2007

Q 認知症の人の意思決定とその対応を教えてください.

認知症の人の意思は変化しうるものであり，医療やケアの方針についての話し合いは繰り返すことが重要です．自らの意思が伝えられない状態になる可能性があるため，当事者の意思を推定する者について家族だけではなく，信頼できる人と事前に繰り返し話し合っておくことが必要です．在宅の現場，介護施設，病院などにおいて利用できる意思決定の支援のあり方についてのガイドラインが厚生労働省より示されています．①「障害福祉サービス等の提供に係る意思決定支援ガイドライン」（平成 29 年 3 月），②「人生の最終段階における医療・ケアの決定プロセスに関するガイドライン」（平成 30 年 3 月）[1]，③「認知症の人の日常生活・社会生活における意思決定支援ガイドライン」（平成 30 年 6 月），④「身分保障がない人の入院及び医療に係る意思決定が困難な人への支援に関するガイドライン」(平成 31 年 3 月)．意思決定支援に関わる全ての人と話し合うアドバンス・ケア・プランニング（ACP）の考え方も活用しています.

1）厚生労働省：人生の最終段階における医療・ケアの決定プロセスに関するガイドライン．2018（https://www.mhlw.go.jp/file/04-Houdouhappyou-10802000-Iseikyoku-Shidouka/0000197701.pdf）（参照 2020-12-01）

（渕野勝弘）

Q 尊厳死について教えてください.

尊厳死とは，人間が人間としての尊厳を保って死に臨むことです[1]．自らの意思で延命処置を行うだけの医療をあえて受けずに死を迎えることです．安楽死は末期がん患者等の苦痛を除去し，死期を早めることを目的としていますが，尊厳死は死期の引き延ばしを止めることを目的としています．人間としての尊厳が保たれているうちに自然な死を迎えられるようにとの考えから生まれた概念です．過剰な延命処置を拒否し，安らかな死を望むことをあらかじめ意思表示しておく必要があります．延命処置とは生物的な死の到来を延ばすための医療行為であり，治療効果がないことや，必ずしも救命できるわけではないことを説明しなければなりません．日本には尊厳死を認める法律はありません．また自発的は安楽死も認められていません．イタリアでは 2018 年に尊厳死を認める法律が施行されました．またスイスでは安楽死が認められています．

1）樋口範雄：終末期医療と法．医療と社会，25；21-34，2015

（渕野勝弘）

88002-117 JCOPY

第４章

若年発症認知症の患者と家族を支える

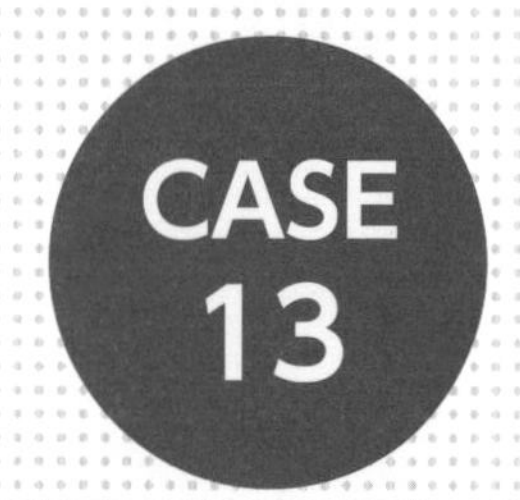

急速に進行する若年性アルツハイマー病患者をうつ病の夫が介護していたケース

三村　將
慶應義塾大学医学部 精神・神経科学教室

症例提示：50 歳代後半，女性

生活歴　成育歴に特記すべきことはなく，生来健康．短期大学卒業後，3 年ほど事務職で勤務した後，現夫と結婚して退職した．長男，次男を出産し，専業主婦として子育てをしていたが，子育てが一段落した後に前職にてパート勤務，その後は別のパートをしていた．初診時点では会社員の長男，学生の次男は別世帯で生活しており，夫と 2 人暮らしであった．夫は同じ職場で勤務していたが，うつ病で加療中であった．

家族歴　父は 60 歳代でアルツハイマー病（AD）を発症し，80 歳代で死亡した．母は近隣の県に単身生活しており，週 1 回本人が泊りがけで身の回りの世話をしていた．

既往歴　アレルギー性鼻炎．

現病歴　X-3 年 5 月頃，もの忘れを主訴に A 脳神経外科医院を受診した．自身の父が若年で AD を発症したため，遺伝を心配して，夫には内緒で受診した①．このときの頭部 MRI では特記すべき所見はなかったが，継続通院していた．しかし，このころにパート勤務していた仕事が「楽しくなくなった」ために辞めてしまった②．

X-1 年 10 月，もの忘れの進行が認められ，会話がちぐはぐになってきた．また，ローマ字が書けなくなってきた．全体に様子が変わってきており，A 医院医師の判断で，B 病院を紹介され受診した．その際，MMSE 23/30 点，ADAS-JCog 12.4/70 点であり，認知症が疑われた．頭部 MRI にて数ヵ所のラクナ梗塞を認めるとともに側脳室の下角がわずかに開大しており，脳溝の軽度の拡大も認めた（**図 1**）．また，脳血流 SPECT にて両側の側頭・頭頂葉および後部帯状回の著明な血流低下を認めた（**図 2**）．若年性 AD の診断を受け，ドネペジルが開始となった．この時点で ADL は自立しており，料理や買い物を含め，家事全般は問題なくこなせていた．交通機関の利用も可能で，道に迷うこともなかった③．

X 年 3 月，夫と次男がセカンドオピニオンとして C 病院を受診．新聞を読まなくなり，趣味のパン作りもできなくなった．ぼーっと座っていることが多く，家族以外の人とは話す機会がほとんどなかった．介護保険では要支援 1 であった．

臨床診断　X 年 11 月，精査目的で本人が当院を初診した．X 年 12 月～X＋1 年 1 月にかけて神経心理学的検査を実施した．MMSE 21/30 点，ADAS-JCog 16.4/70 点，RCPM 22/36 点と低下していた．視覚性課題とともに言語性課題でも成績の低下がみられ，物の名前が出てこない喚語困難を認め，健忘失語が疑われた．画像所見と合わせて，若年性 AD とし

88002-117 JCOPY

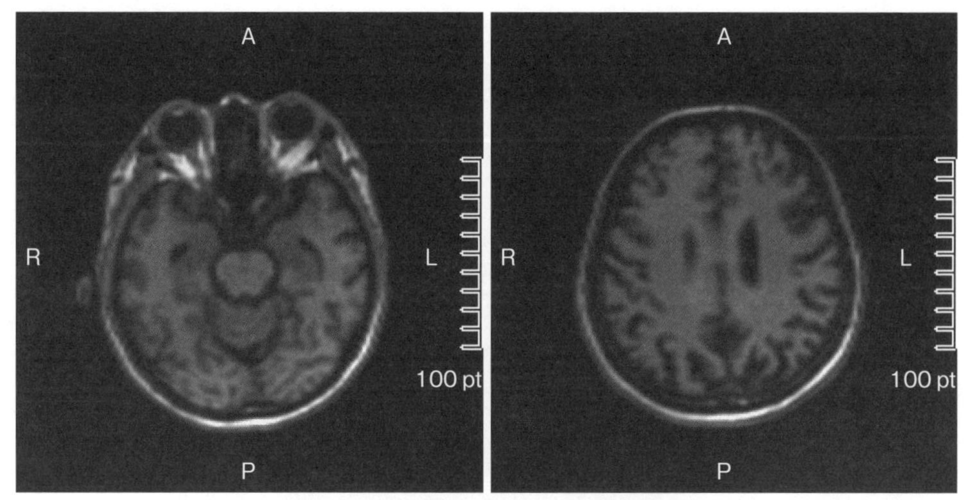

▶図 1　X-1 年時の頭部 MRI T1 強調画像
側脳室の下角がわずかに開大しており，脳溝の軽度の拡大も認めた.

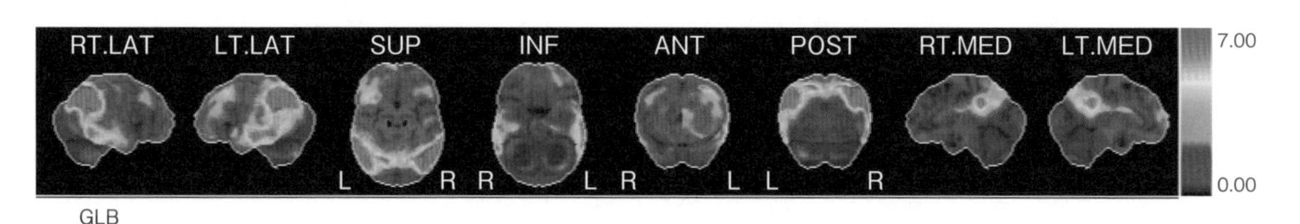

▶図 2　X-1 年時の脳血流 SPECT
両側の側頭・頭頂葉および後部帯状回の著明な血流低下を認めた.

て矛盾しない所見であった．前医とほぼ同様の所見であったが，当院での加療継続を希望して，ドネペジルを継続処方とした④．家族の希望で市販の天然ポリフェノールのサプリメントも継続していた．

経過

X+1 年 4 月の時点では，1 泊で近隣県の母を介護するために出かけており，本人の介護保険認定では要支援 1 にとどまっていた．しかし，毎日自転車で買い物に行くが，買ってくる物を忘れて何度も行くことがあった．物の名前が出にくいことが多くなった．

X+1 年 9 月から介護保険を利用して小規模多機能型居宅介護のホームヘルプが導入され，週に一度のヘルパーの訪問を受けるようになった．自転車で買い物には行けるものの，決まった店でできあいの惣菜などを買う程度，支払いはお札のみで行っていた．徐々に家事全般において段取りに問題がみられるようになった．ドネペジルの飲み忘れはなかった．

X+2 年 3 月，2 回目の神経画像検査と神経心理学的検査を施行した．脳 MRI や脳血流 SPECT では大きな変化はなかったが，認知機能の全般的低下，特に記憶障害が進行しており，MMSE 8/30 点，ADAS 33.7/70 点，RCPM 10/36 点であった．喚語困難が増悪しており，言葉の理解障害も出現してきた．視覚性課題もさらに成績低下がみられ，ドネペジルを 10 mg/日に増量とした．この時点で要介護 1 となり，同年 5 月から訪問介護が週に 5 回となった．家事の遂行が困難になってきており，声かけ・促しが必要となった．週 1 回の母宅への訪問は不可能となった．

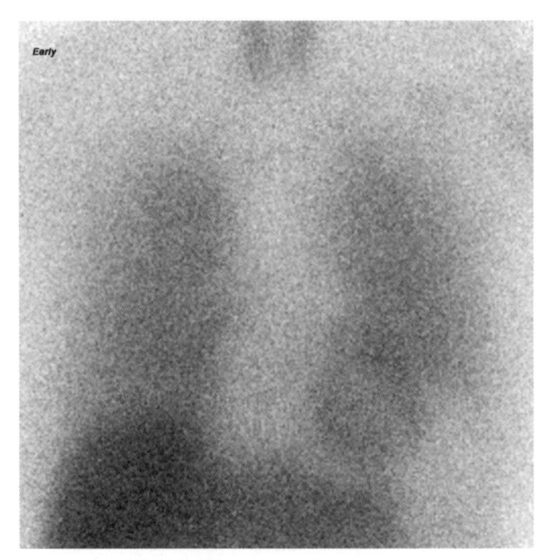

▶図 3　X+3 年時の MIBG 心筋シンチグラフィ
H/M 比は正常で心筋への集積低下はみられなかった.

X+2 年 10 月，メマンチンが追加・増量（5 mg/日→20 mg/日）となった．併せて週 2 回のデイサービスの利用が開始となった．日常物品の名前を何度も確認し，夫の名前も出なくなった．買い物も行かず，ベッドで終日臥床していることが多かった．食事もあまりとらなくなった．12 月からデイサービスを週 3 回，さらに X+3 年 1 月には週 4 回へと回数が増えた．言葉がうまく出ず，会話にならない．一方で，「ふんふん」と常に声を出したり，時に独語がみられるようになった．入浴や着替えにも介助を要するようになり，表情変化が乏しく，活動性が低下する一方，時に易怒的となった．このころから夫の精神状態も悪化してきた．

X+3 年 1 月，「少女がいる」といった幻視様の訴え，また「お金がないから買い物に行けない」といった貧困妄想様の訴えを認めたため，レビー小体型認知症（DLB）の除外のため，MIBG 心筋シンチグラフィを施行したが，H/M 比 2.61 と心筋への集積低下はみられず，他の所見と併せて同疾患は現時点では否定的であった（**図 3**）⑤．このころは夫も気力低下が著しく，仕事を休み，2 人で終日臥床していることが多くなった．

X+3 年 2 月，夜間に 1 人で家を出て行方不明になるエピソードが 2 回あった．1 回は翌朝利用中のデイサービス職員が通勤途中でみつけ，自宅に連絡があった．もう 1 回は夜の 8 時頃，夫がうとうとしている間に自宅を抜け出した⑥．警察に連絡して，翌朝 10 時に家の近くで発見されたが，相当の距離を歩いてきたと思われた．一時，ショートステイを利用し，さらに週 7 日，朝から夜までのデイサービスを受けるようになった．

この半年で急速な症状の悪化がみられ，夫のうつ病も増悪して，家庭内介護は限界に近い状況となった．ショートステイを利用している時間が増加した．2019 年 7 月頃，着替えが困難となり，コミュニケーション能力も低下．X+3 年 10 月，夫が介護疲れもあり，うつ病が増悪して入院となった⑦．さらに，X+3 年 12 月，本人が下血と腹部膨満の症状で D 病院産婦人科を受診．子宮筋腫と腸炎の診断で加療を受けたが，そのまま D 病院に併設の老健に入所となった．X＋4年3月の時点で要介護は5となった⑧.

臨床のキーポイント

① 家族に内緒で受診

若年性アルツハイマー病（Alzheimer disease：AD）の場合，ごく初期には病識も保たれており，記憶障害などについて人知れず悩んでいることもある．家族に心配をかけたくないと思って，メモリークリニックなどを患者自身が単身で訪れることもまれではない．特に認知症の家族歴があり，本人が多少とも遺伝的背景を疑っている場合にはなおさらである．

② 仕事が楽しくなくなって退職

パートの仕事を退職した実際の理由は明らかではない．「楽しくなくなった」ということだが，その背景に認知症の初期症状としての意欲低下や，やりがいの喪失があった可能性もある．また，記憶障害や実行機能障害により就労に支障を生じてきていた可能性もある．日常生活上の些細な変化をとらえることは認知症の早期発見のためには重要である．

③ 交通機関の利用も可能

交通機関を利用することは手段的日常生活動作（instrumental activities of daily living：IADL）の1つである．IADLはほかに買い物，服薬，電話対応，清掃，洗濯，お金の管理，料理（食事の準備）などが挙げられる．通常ADLよりもIADLは高度な認知機能の動員を要するため，早期から障害される．一方，本症例では記憶障害が先行しており，ADLのみならずIADLも当初は保たれていた．

④ セカンドオピニオンと継続通院

本例の経過は若年性ADとして前医とはほぼ同様の所見であったが，当院での加療継続を希望して，ドネペジルを継続処方とした．

もともと当院にはセカンドオピニオン的に受診してきた経緯があり，当初からADに対する疾患修飾薬など，根本的な治療法はないかと藁にもすがる形での受診であった．当院での診察の現症・検査所見からは若年性ADとして矛盾せず，現時点では根治的治療法はなく，薬物療法としては対症療法としての抗認知症薬の使用を検討するという点では前医と大きな差異はなかった．このような場合，本来前医に戻っていただくのが原則であると思うが，精神科領域では前医に戻るのではなく，そのままセカンドオピニオンを行った診療機関での継続通院を希望することが多い．どのようにするかはケースバイケースとも言えるが，本症例のような場合，診断や治療方針は前医と変わらないことを伝えたうえで，やはり希望が強いために当院で継続通院とした．

⑤ アルツハイマー病とレビー小体型認知症

記憶障害で発症し，当初BPSDは目立たず，経過として若年性ADで矛盾するところはなかった．「少女が見える」という人物幻視はレビー小体型認知症（dementia with Lewy bodies：DLB）の中核的特徴の1つであり，DLBを否定しておくことは重要である．しかし，本症例では繰り返し出現するというほど頻度の高い症状ではなかった．幻視や妄想はたしかにADよりはDLBのほうが出現頻度が高いが，臨床診断としてはADとした．幻視＝DLBではないこと，またADとDLB病理の合併も稀ではないことにも十分注意を払うべきである．

⑥ 夫がうとうとしている間に自宅を抜け出した

進行した認知症患者が家を抜け出して行方不明となる事例は稀ではない．さらに，徘徊している途中で，熱中症や寒冷により倒れたり，交通事故・踏切事故に遭遇したり，あるいは他害行為に及んでいることもある．しかし，これらの問題を完全に防止することは不可能である．家族が常時監視を続けることは現実的でない．この点は愛知県大府市で2007年に認知症で徘徊中の当時91歳の男性が列車にはねられて死亡した事故をめぐり，JR東海が家族に約720万円の損害賠償を求めた訴訟（いわゆる認知症JR東海事故裁判）でも社会的にも大きな話題となった．最高裁判決では，介護する家族に賠償責任があるかは生活状況などを総合的に考慮して決めるべきだとする初めての判断を示し，その裁判では93歳の妻と65歳の長男には賠償責任はないと結論づけ，JR東海の敗訴が確定した[1)]．

⑦ 夫のうつ病が増悪

もともと夫は実直，真面目な性格で，うつ病親和性が高かった．妻が若年性ADを罹患したという事実に関しても心理的ダメージが大きく，妻の経過中の急速な進行に動揺する場面も多々みられた．いわゆる「介護うつ」を生じやすい状況ではあったが，夫自身も入院を要する事態になることを避けることは難しかった．

⑧ 急速な進行

若年性ADとしてきわめて急速な進行を示した症例である．3年の間に要支援1から要介護5まで進展している．しかも，夫の介護負担が大きく，このような症例ではタイムリーに，かつ地域包括全体として，本人と介護者を支えていく方策を考えていくことが重要である．

症例掲載にあたり，本人が特定されないようプライバシーに配慮して記載した．また，本人ならびに家族より同意を得ている．

文献

1）朝日新聞デジタル：認知症JR事故，家族に監督義務なし最高裁で逆転判決．2016年3月1日（https://www.asahi.com/articles/ASJ2X0VW5J2WUTIL028.html）（参照 2020-12-18）

Q 若年性認知症はどのような症状ですか？　一般の認知症とは違うのですか．特徴的な点，あるいは注意すべき点などがあれば教えてください．

「若年性認知症」とは，発症年齢がおおむね65歳未満である認知症の総称です．認知症発症の原因は多種多様であり，疾患が異なると症状も異なってきます．認知症の背景疾患はアルツハイマー病（Alzheimer's disease：AD）および血管性認知症が主なものですが，若年性認知症の特徴として，頭部外傷によるものや前頭側頭型認知症，脳炎やその他の神経難病疾患など，非ADの若年性認知症である割合が，老年期発症の認知症に比べてやや高い点が挙げられます[1)]．若年性認知症の背景疾患が多様性に富んでいることが，「若年性認知症は一般の認知症と違う」という印象を与えている要因の1つとして考えられます．そのため，疾患に対する理解を深めることが求められます．

また，若年発症AD（early onset AD：EOAD）と老年発症AD（late onset AD：LOAD）に関して述べると，基本的な症状は両者とも近時記憶障害，時・場所・人物の見当識障害，遂行機能の低下や社会生活上の判断力の低下が挙げられますが，両者で微妙に異なっている点も指摘されています．具体的には，EOADは，近時記憶障害以外に，失語・失行・失認といった大脳皮質の機能低下による皮質症状が，比較的早期に顕在化するとされます[2)]．また，もの盗られ妄想や徘徊といった症状はLOADによくみられるのに対し，とくにEOADの病初期には，不安や抑うつといった症状がみられます[3)]．その背景としてEOADは，定年前の発症になるため，経済的な事情や家族のこと，将来のことに対する不安などが関連している可能性が考えられます．注意する点としては，認知症診療一般の治療や支援に加えて，失語や失行などに対するリハビリテーションの導入や生活上の工夫，活用できる社会福祉制度へのアドバイスを多職種で検討することや，不安や抑うつといった精神症状への治療・ケアも同時に行っていくことが求められる点が挙げられます．EOADの病初期の場合，認知機能低下はみられても身体的な持病がなく体力のあるケースもあるため，社会参加の機会を本人や家族と話し合い，生きがいのある生活が続けられるよう支援することが重要です[4)]．

若年性認知症患者では，進行するにしたがって，歩行や摂食嚥下，腎機能循環機能などの身体機能が著しく低下するケースがしばしばみられます．身体科医や在宅医などとスムーズな連携が取れるよう，早い機会から多職種や多施設間で情報交換しておくことも求められます[4)]．

1）朝田　隆：厚生労働科学研究費補助金（長寿科学研究事業）若年認知症の実態と対応の基礎基盤に関する研究 平成18～20年度報告書．2009
2）池田　学編：日常診療に必要な認知症症候学．新興医学出版社，東京，2014，p.25-33
3）Toyota, Y., Ikeda, M., Shinagawa, S., et al.：Comparison of behavioral and psychological symptoms in early-onset and late-onset Alzheimer's disease. Int J Geriatr Psychiatry, 22（9）；896-901, 2007
4）「熊本県認知症ケアパス」編集委員会編：熊本県認知症ケアパス．おなじ社会で認知症とともに生きる．熊本県老人福祉施設協議会，令和元年10月

（石川智久，相澤明憲）

Q 認知症患者の在宅診療では，どのような点に気を配り診ていったらよいでしょうか．家族に対するアドバイスを含めて教えてください．

認知症は在宅診療医が対象とする疾患の中で呼吸器疾患についで２番目に高頻度の疾患です．在宅診療医は，認知症の予防，早期発見，鑑別診断，治療を行う必要があります．予防については高血圧や糖尿病などの生活習慣病を有している患者に対しては，これらに対する薬物治療を行う必要があります．また全ての認知症の人と家族に対して，運動，バランスの良い食事が認知症の予防に重要であることを説明し，望ましい生活習慣を維持するよう指導する必要があります．早期発見に関しては，可逆性の認知症（甲状腺機能低下症，慢性硬膜下血腫，正常圧水頭症，ビタミン欠乏症など）は見逃さないようにします[1)]．また，原因が不可逆性の疾患の場合でも，原因疾患によって治療法や対応法が異なることから，在宅診療医は，診断を確定する努力をしなければなりません．必要な場合には，専門医に紹介することも重要な役割です．軽度認知障害や診断が難しい場合，急速な発症や進行をきたす例，行動・心理症状の治療が必要な場合も専門医との連携が必要です．認知症に対する薬物療法，介護保険サービスの導入などの非薬物的対応も役割です．可能であれば行動・心理症状に対する非薬物的・薬物的治療も行っていただきたいと思っています．

平成 28 年の国民生活基礎調査によると，65 歳以上の高齢者は，独居，配偶者のみ同居，未婚の子と同居のいずれかの世帯が全体の８割を占めています[2)]．したがって，在宅診療医は本来，主介護者の役割である，認知症の早期発見，医療機関への受診手配，服薬管理も行わなければならないことがあります[3)]．このような現状を踏まえ，在宅診療医は各地域が展開する地域包括ケアシステムを活用して各医療機関，介護事業者などと連携することも重要です[2)]．認知症の人が望ましい介護環境で生活しているか否かの確認を行い，介護を要する状態であるにもかかわらず，適切な介護体制が構築されていない場合には介護保険サービスの利用を家族介護者に勧めるなどの対応を行う必要があります．

文　献

1）浦上克哉編：内科医のための認知症診療はじめの一歩―知っておきたい誤診を防ぐ診断の決め手から症状に応じた治療，ケアまで―．羊土社，東京，2014

2）厚生労働省：地域包括ケアシステム．（https://www.mhlw.go.jp/stf/seisakunitsuite/bunya/hukushi_kaigo/kaigo_koureisha/chiiki-houkatsu/）（参照 2021-07-28）

3）杉崎千洋，小野達也，金子　努：単身高齢者の見守りと医療をつなぐ地域包括ケア―先進事例からみる支援とネットワーク―．中央法規出版，東京，2020

（樫林哲雄，數井裕光）

Q レビー小体型認知症とアルツハイマー病の違いを教えてください.

レビー小体型認知症ではα-シヌクレインを主要構成成分としたレビー小体が中枢神経系に出現して神経細胞脱落が起こります[1]. 一方, アルツハイマー病では, それぞれアミロイドβ, 異常リン酸化タウを主要構成成分とした老人斑, 神経原線維変化が神経系に出現して神経細胞脱落が起こります[2]. 臨床症状と画像検査の結果の差については, 診断・鑑別の「Q アルツハイマー病以外の変性性認知症とアルツハイマー病との鑑別は可能でしょうか?」をご参照ください (p138). 薬物治療については, レビー小体型認知症の認知症症状の進行抑制に対しては, ドネペジルのみが保険適応を有しています. アルツハイマー病の認知症症状の進行抑制に対しては, ドネペジル, ガランタミン, リバスチグミンの３種類のコリンエステラーゼ阻害薬が軽度から中等度の認知症患者に保険適応を有しています. この中ではドネペジルが高度認知症に対して保険適応を有しています. さらに中等度から高度のアルツハイマー病患者に対してはNMDA受容体拮抗薬であるメマンチンが保険適応を有しています.

文　献
1) 日本認知症学会編：認知症テキストブック. 中外医学社, 東京, 2008
2) 日本老年精神医学会編：改訂・老年精神医学講座；各論. ワールドプランニング, 東京, 2009

(樫林哲雄, 數井裕光)

Q なぜ，徘徊するのでしょうか？ どのように対応したらよいでしょうか？

道順や目印を忘れる記憶障害や，自分のいる場所がわからなくなる見当識障害があると，慣れているはずの場所でも道に迷うことがあり，そのまま迷い続けると，「徘徊」とみなされてしまうことがあります．また，屋内でも，トイレに行く目的で場所がわからず，迷い続けてしまうこともあります．

見当識障害により「自宅」と認識できないため，自宅へ帰宅しようとすることが，「徘徊」とみなされることがあります．また，記憶障害により自己認識が若返り，親が待つ家や昔住んでいた家に帰ろうとすることもあります．当然，街並みも全く違うので迷い続け，徘徊とみなされることになります．

病院の待合室やデイサービスなどの外出先で，記憶障害によりなぜここにいるのかを忘れてしまい，何とか現状を理解しようと外に出たり，自分のいる場所がどこなのかを理解するため探索しようとした結果，「徘徊」とされることがあります．

定年となったことを忘れて会社に出社しようとしたり，子どもがすでに成人していることを忘れて子どもを迎えに行こうとするなど，記憶障害で現状を忘れ，過去に習慣として行っていた外出をしようとして，「徘徊」とされることがあります．

前頭葉や側頭葉が萎縮して起こる前頭側頭型認知症では，同じ行動を繰り返す常同行動という症状がみられる場合があります．その症状で，同じところを目的なく行き来した結果，「徘徊」とされる場合もあります．

また，レビー小体型認知症では幻視が生じ，不安な幻視から逃れようとする行動が「徘徊」とされることもあります．

カギを付けて閉じ込めたり，靴を隠すなど外出をさせないようにすると，怒りや暴言・暴力につながることもあり，いざとなれば裸足でも外出してしまいますので，対策として「徘徊」を止めることは，実際は非常に困難です．窓や 2 階から出ようとして大けがとなる場合もあるため「出かけさせない」のではなく，徘徊の危険性をより低くすることが重要です．

趣味や仕事を見つける，適度に運動する，体調や生活リズムを整えることは，ひとりで外出する気分になることを減らします．一緒に外に出る，安全に出かける先をもつなどは外出によるリスクを減らします．

また，徘徊が生じても，大きな事故にならないように，玄関にセンサーを付けたり，GPS や名前や連絡先をキーホルダーや財布など常に持ち歩く物や衣服に目立たぬように記入する等で早期発見につなげることができます．

徘徊対策には地域との協力が不可欠で予め地域包括支援センターに相談しておくことや，よく立ち寄る商店に協力を依頼するなども有効です．

（清家正人，長尾喜一郎）

Q 介護度が低いのですが変更できますか？　介護サービスを利用するには，どのくらいのお金が必要ですか？

要介護認定には有効期間があり，初回は原則６ヵ月，以後は原則 12 ヵ月です．有効期間終了後も介護が必要なら更新認定を受けます．通常，更新時期が近づくと市区町村から認定申請書が送られてきますので，必要事項を記入して新規の場合と同様に提出します．サービスを受けている間に利用者の状態が変わったような場合は，更新認定を待たずに区分変更[1)]を申請して認定を見直しすることができます．市区町村の担当窓口へ新規と同様の書類を提出します．更新認定や区分変更の申請は，本人や家族が行いますがケアマネジャーも代行することができます．

介護保険サービスには利用料を支払いますが，そのうち利用者が負担するのは１割が基本です．ただし一定以上の所得がある場合は２割負担，平成 30 年８月からはさらに３割負担が設けられました．また，要介護状態により自己負担で利用できる額は１ヵ月ごとに上限（支給限度額）が決められています．

文　献

1）伊藤亜記監：いちばんわかりやすい最新介護保険．成美堂出版，東京，2020，p.30，40，86-87

（渕野勝弘）

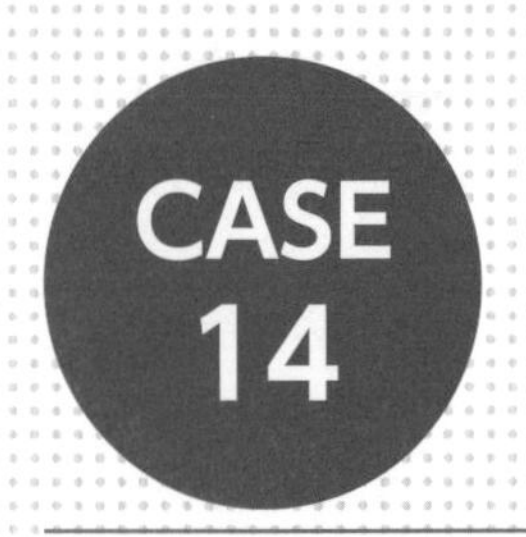

解雇されたことを理解できず出勤しようとする若年性アルツハイマー型認知症：多職種で支え在宅介護を可能にした症例

内海 久美子
砂川市立病院 認知症疾患医療センター

症例提示：50 歳代，男性

主訴	(患者本人)「職場に行かなければ．仕事に行かせてくれ」 (妻)「5～6 年前から，同じことを何度も訊く．最近は，出勤日でもないのに仕事に行く．会話が成立せず，すぐに怒る」
生活歴	同胞 4 名の第 4 子として出生．地元の高校を卒業後，事務職として数年の勤務を経て土木作業に従事．20 歳代で結婚して，長女・長男の 2 子をもうける．その後，転職を繰り返し，50 歳には現在の仕事である工員としてシフト制の勤務をこなしていた．長女と長男は成人後，近隣の市町村に転居したため，夫婦 2 人暮らしとなった．
家族歴	精神疾患の家族歴はなし．
性格	社交的，怒りっぽい．
既往歴	特記すべきことなし．
喫煙	20 本/日．
飲酒歴	ビール（350 mL）3 本/日．
趣味	パチンコ．
普通自動車免許	あり．毎日，職場まで運転している．
初診までの経過	X−5 年，妻に同じことを何度も訊く，財布のしまい忘れなど，もの忘れが目立ち始めていたが，職場では特に失敗するなど問題を指摘されたことはなかった．しかし日付がわからない，買い物の用事を頼んでも遂行できないなど，もの忘れが目立ち始めたため，X−2 年，近隣の脳神経外科病院を受診したが，特記すべき所見はなく 1 回の受診のみで終了． X 年 1 月，正月休みであるにもかかわらず，職場に行こうとするためその都度説明するが同行為を繰り返す．また休日に趣味のパチンコをしている最中にも，妻に何度も電話をしてきて「今日，仕事ではなかったか？」と訊くことがあった．運転中，いつも熟知している道なのに迷うようになり，赤信号で発進しようとするなど，危険な運転が目につくようになった．また妻に対して非常に怒りっぽくなった．
初診時から入院までの経過（X 年 5 月～X 年 8 月）	X 年 5 月，当科を初診．独歩で診察室に入室．診察には協力的で礼節ある態度．表情は自然で，発話は流暢で構音障害はなし．パーキンソニズムなどの神経学的所見はなし．会話の随所に取り繕いと妻を振り返えるなど振り返りサインが認められた．

88002-117 JCOPY

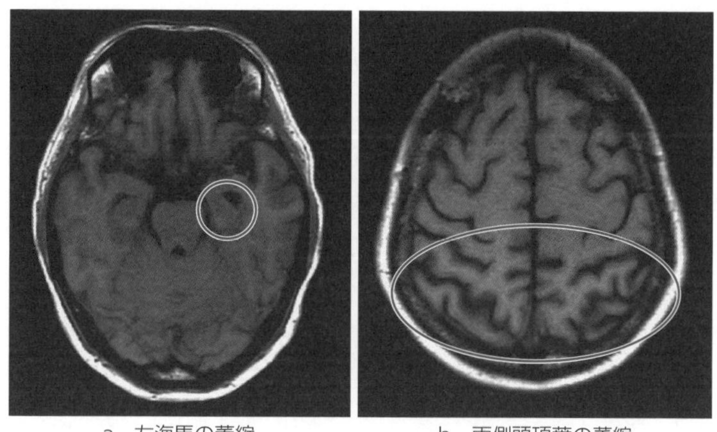

▶図 1　頭部 MRI（T1 強調画像）

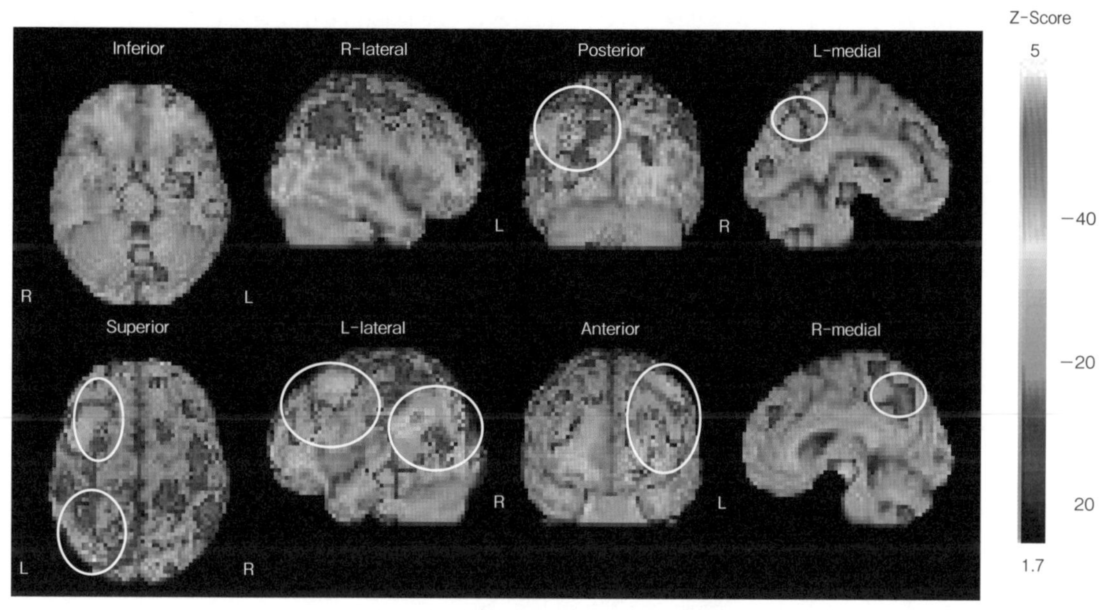

▶図 2　脳血流 SPECT（eZIS 解析）
左側頭頭頂連合野・前頭葉　両側楔前部の相対的血流の低下.

なぜ休みの日にもかかわらず出勤しようとするのかの質問には,「休みが不定期なので,休みかどうか不安になってしまう. 昨年の 10 月ころから指示された仕事でもうまくできないことがあり上司に叱られることが多くなった」と返答して, もの忘れの自覚があり不安を強く感じていた. 月日の見当識障害や近時記憶だけではなく遠隔記憶の障害も認めた.

心理検査　HDS-R 13/30, MMSE 18/30, 時計描画テスト　8.5 点

頭部 MRI　両側海馬（左>右, VSRAD 2.81）と頭頂葉の萎縮（**図 1**）.
血管病変はなし.

脳血流 SPECT　3 D SRT：両側頭頂葉, 左側頭葉の集積低下あり.
eZIS：左側頭頭頂連合野・前頭葉, 両側楔前部の相対的血流の低下（**図 2**）.

診断名告知と診断後支援

5年前から記憶障害を認め徐々に進行しており，上記の画像検査ではアルツハイマー型認知症（AD）の所見を認め，若年性ADと診断してご本人と妻に説明．また出勤のため運転していたが運転は即座に中止していただくように伝えたところ，「辛いが仕方がない」と理解を示してくださった．妻は運転免許証を保有していないため出勤の手段がなくなり，運転をやめれば就労を諦めざるをえない状況に陥ることを意味していた．まずは今後のことを考える時間が必要と判断し，病欠のための診断書を作成した．

診断後支援として，精神保健福祉士（PSW）から今後の経済的支援制度として自立支援医療制度①の手続きを行った．また妻は解雇されるのではないかとの不安を抱いていたため，PSWから労働基準監督署に相談したところ，すぐに解雇ということはないとの説明を受け，今後は傷病手当金や障害年金などの受給も可能であることを説明して，今後どのような相談でもお受けすることを伝えた．

解雇の経緯

しかし診断後ほどなくして解雇となってしまった．本人は仕事に行けないことで自暴自棄になり，飲酒して車を運転しようとしたところを訪問していた息子と妻に制止され暴力をふるったため，車をすぐに売却した．しかし本人は解雇されたことを理解できず，たびたび仕事に行こうとする行動があり目が離せない状態となった．

入院から自宅退院までの経過(X年8月～X+1年3月)

X年8月，妻に「仕事に行かなければ」と切迫した状態で訴え，制止した妻に灰皿で殴ろうとして，止めに入った息子ともみ合いになり，本人は左眼瞼に裂創を負い当院に救急搬送された．創処置後も息子に対する激高が収まらず，主治医から入院治療の必要性について時間をかけて説得したところ同意が得られ任意入院となった．

入院直後から「仕事に行かなければクビになってしまうので」と帰宅願望が表出され，家族に何度も電話をして「迎えに来てくれ」と要求．妻の同意による医療保護入院に変更した．日に日に帰宅願望が強まり，自分の手が負傷するほどの力でドアや壁を叩き始めたため，体幹抑制が必要となった．翌日には穏やかになり抑制を解除して病棟内を自由に行動してもらったところ，以前から知り合いの他患者と交流を始め機嫌よく過ごしていたかと思うと，急に「車を盗まれた．警察を呼んでくれ」と興奮著しくなり，医療者に平手打ちの暴力行為に至り保護室に隔離を余儀なくされた．落ち着いているときには，解錠したがやはり帰宅願望から病棟内を歩き回る行動とドアをがたつかせる行動が顕著であった．入院時から精神運動興奮と暴力行為に対して，家族に保健適応外使用であることや副作用について説明し同意を得たうえで，オランザピンを10 mgや，バルプロ酸を400 mgを使用したが効果なく，クエチアピン150 mgを開始して幾分興奮状態は軽快した．しかし出口を探して長時間廊下を歩き続ける行動は続き，そのため看護師は脱水予防のために適宜休ませて昔話を傾聴しながら飲水を促した．また本人が仕事をしなければという思いを満たすために，本人の洗濯物を一緒に洗濯したり，病棟内で本人ができうる簡単な作業を手伝ってもらうなど，できるだけ一緒に作業にとりくめるように心がけた．また作業療法士（OT）が連日個別に2時間対応して，運動や趣味的活動を行いながらその思いを傾聴して一緒に過ごすこととした．

初期評価　まずは初期評価を行ったところ，バーセルインデックス　90点，DBD13（Dementia Behavior Disturbance Scale：DBD）②：15点，HDS-R 2/30，MMSE 16/30，CDR（Clinical Dementia Rating）2，役割チェックリスト：重要である役割として「勤労者」「家庭の維持」「家族の一員」であり「とにかく働きたいよ」「妻と一緒に暮らしたいよ」と話された．また，高齢者版・余暇活動の楽しさ評価法[1]では，「人とかかわる楽しさ」が最も本人にとって重要であることがわかり，集団作業療法では他患者にコーヒーを配るなどの作業に取り組んでもらい，他患者のお世話を積極的にしていただいた．さらには院内で開催した認知症予防教室の受付を担ってもらい，会に参加して参加者との交流を楽しむことができた．地域で開催している認知症カフェや催事にスタッフと一緒に外出して参加し，落ち着いて過ごせるようになった．

退院を念頭に妻と話し合ったところ，入院前には一時も目が離せず，会話は成立せず，易怒的で暴力まであったことから，妻はこれ以上一緒に暮らすことはできないという思いを語り，退院は施設入所もしくは長期入院を希望された．そのため当面の目標として作業も実施している施設入所を目指して，PSWは障害者支援区分認定を申請すると同時に，数ヵ所の近隣自治体にある障害者入所施設にあたったが，いずれも若年性認知症の方は経験がないという理由でお断りされた．しかし1ヵ所だけ日中は障害者就労継続支援B型施設（以下，B型施設）③を併設している精神障害者グループホームが検討してくれることになり，看護師，OT，PSWとともに見学に行ったが，本人は「帰る所はやっぱり自分の家だよ」と入所の意思はまったくなかった．

多職種による対応　そこで主治医と病棟看護師，OT，PSW，臨床心理士（CP），若年性認知症コーディネーター④，障害者地域生活支援センターの相談員によるケア会議を開催して，現在の本人はADL自立，手段的ADLは口頭支援すれば遂行が可能で，日中の活動の場があれば在宅可能ではないか，それには妻の在宅介護への抵抗感を解消することが必要と考えた．多職種による役割分担を明確化した．

・CP：妻の在宅介護への抵抗感を軽減するための家族支援
・PSW：平日はB型施設を，週末は利用できる高齢者対象デイサービスを探す
・OT：就労支援施設で行う作業に必要な作業能力や集中力・社会性の向上
・若年性認知症支援コーディネーター（当院認知症疾患医療センター所属：看護師）：今後在宅になったときの本人・家族および通所施設スタッフへの支援のため，入院中から本人との関係性の構築

家族へのケア　妻は入院後，ほとんど本人に面会に来ていないため，現在の本人の良い状態を医療者から説明しても半信半疑であり，まずは妻の抵抗感を解消するために，OTやCPが自宅を訪問した．CPが妻と面談して介護者としての本音を聞き出して，Zarit介護負担尺度日本語版（J-Zarit 8）[2]で評価したところ，入院前は14点（パーソナルストレイン12点，ロールストレイン2点）であったが，入院中のこの訪問時点では8点（パーソナルストレイン6点，ロールストレイン2点）と低下していた．「腹が立つ」「患者の行動に困る」など入院中であるため直接接していないことにより改善していた．妻は「入院前は早朝に仕事に行くと起こされ，実際に家を出てしまった．そのため近所や警察には，認知症である

ことを伝え，徘徊したときなどは助けてほしいと頼んでいた．また車を売却したことを責められていた．自宅に戻ったら，また同じ繰り返しになるのでは」と不安を表出していた．OT が，さまざまな活動に参加した本人の写真を見せると，妻は「こんな姿見たことないね」と驚いた．病棟では料理や洗濯をして落ち着いて過ごしていること，家族をとても大切に思っていることを伝え，ぜひ今後本人の自宅外出やできれば自宅外泊を本人が希望している旨を申し出たところ了解された．

最初に本人の誕生日に外出を計画した．妻と娘が迎えに来て自宅外出し，自ら帰院の準備を行い無事帰院した．CP が定期的に妻に電話をして，その心情や対応についてアドバイスを行った．その後 3 回，OT と CP が本人に同伴して自宅外出を重ね，OT は自宅での過ごし方を一緒に体験（犬の散歩や家事）してスケジュールを視覚化して設置し，本人が自宅での役割をもてるよう支援した．CP は妻に対してその労をねぎらい，対応方法をまとめた心理教育資料を渡して説明するなどの支援を行った．5 回目の自宅外出は，スタッフは送迎のみにして妻と 2 人だけで 5 時間過ごしてもらった．その結果，妻は次第に外泊に対しても前向きに検討できるようになり，初回外泊が実現した．

CP が電話で妻に外泊の様子を聞いたところ，「自分が今どこにいるのかわからなくなることがあり混乱することがあった．病院に戻らなくてもいいのかなど何度も聞いてくる．同じ質問の繰り返しだった」と話すが，自宅退院に対しての抵抗感は緩和されていた．

地域社会資源との連携

そこで自宅退院した場合の日中の居場所として，PSW は B 型施設と交渉して体験通所を準備．まずは OT が B 型施設に対応の仕方と作業遂行上の留意点などの情報提供と助言を行った．初回の体験通所には，OT と PSW と病棟看護師が同伴．作業場面では，病院にいる姿からは想像できないほど集中して取り組んでいた．本人にとっては，久しぶりに仕事をする充実感を味わえる時間となった．B 型施設から，体験通所を 1 週間実施して問題なければ受け入れ可能とのことであった，病院からスタッフが施設まで送迎を行い 1 週間の体験を完了して受け入れが決定した．本人と妻を交えて多職種が参加したケア会議を開催．妻からは通所してくれるならば自宅退院可能だが，本人と 2 人だけで過ごすのは週に 1 日が限度という意見が出された．そのため B 型施設が休みになる土曜日は介護保険を使用してデイサービス利用を計画，介護支援専門員（CM）が調整してくれた．

退院前ケア会議には，病院スタッフ（主治医，OT，CP，PSW，看護師）に加え，B 型施設長，障害者地域生活支援センター相談員，CM，地域包括支援センター社会福祉士が集合して，情報共有と支援方法，お互いの役割について確認した．今後，在宅生活で予測される問題点として，以下の 2 点が挙げられた．

①仕事に行こうとして行方不明になる➡すでに妻は近所と警察にはカミングアウトして援助をお願いしていたが，さらに緊急通報装置を設置することにした．家族の同意を得て，徘徊 SOS ネットワークに登録して写真付き情報と各関係機関に配布する．本人には，CM の連絡先を記載したネームプレートを付けていただくことにする．

②車を廃車にしたことを忘れて妻に運転すると責め立てる➡主治医から免許書を返納するよう本人を説得し同意を得ており，退院日に自宅に戻る前に警察署に立ち寄り免許証を返納することとする．その際には妻だけでは不安なため，病院スタッフが同伴する．

88002-117

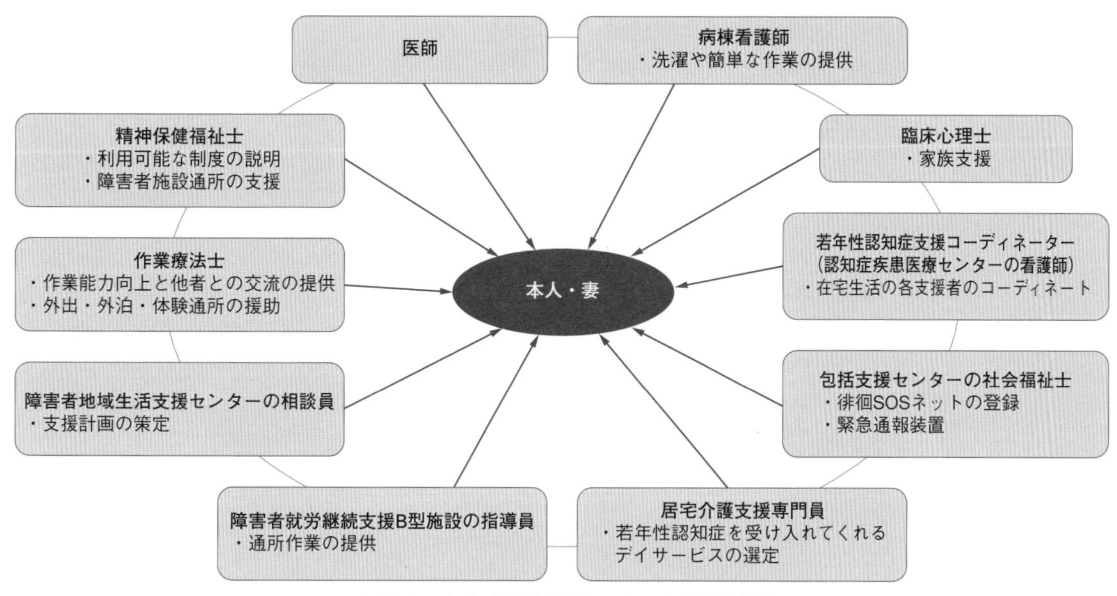

▶図 3　在宅介護を可能にする多職種連携

院内だけではなく，地域の多職種が協働して，在宅生活に復帰させた.

X+1 年 3 月，家族の迎えで自宅退院．自宅に戻る途中で，警察署に立ち寄った．そこでは，OT，CP，PSW，CM　地域包括支援センター職員が合流して，運転免許証返納手続きを見守った．返納証明書を渡した警察官から「今までお疲れさまでした」という言葉に「ありがとうございました」と一礼をして，見守っていた全員から拍手をもらうと「ここまで面倒見てくれるなんて…」と感動していた.

退院後の経過

退院翌日から，平日は B 型通所開始．土曜日はデイサービスで 1 日過ごす．OT と CP もしくは若年性認知症支援コーディネーターである看護師が，施設や自宅を訪問して情報共有を行い，施設のスタッフや妻の介護者支援を継続的に行っている（**図 3**）.

臨床のキーポイント

① 自立支援医療費制度

精神疾患を有する者で，通院による精神医療を継続的に要する者に対して，所得に応じて 1 ヵ月あたりの通院医療費負担額を設定(これに満たない場合は 1 割負担とする)．若年性認知症ではこの制度を利用しなければ通院医療費は 3 割負担となってしまうため経済的支援には欠かせない制度である.

② 認知症行動障害尺度（DBD13）

認知症行動障害尺度（Dementia Behavior Disturbance Scale：DBD13）として，医療と介護現場で広く活用されている．特に認知症初期集中支援チームでのアセスメントツールとして採用されている．記憶障害や興奮や易怒性・多動などに関連する 13 の質問項目について 5 段階評価を行う.

③ 障害者就労継続支援B型施設

生産活動の機会の提供を通じて，就労の知識および能力の向上のために必要な訓練を行う事業で，B型の場合，利用者と雇用関係はないので，ある程度自由に賃金体系や就労体系を組むことができるためリハビリテーション・訓練が主になる．若年性認知症の場合，まだ適切な支援があれば作業に従事することは可能であり，生き甲斐や自己肯定感につながる．

④ 若年性認知症支援コーディネーター

新オレンジプランにおける若年性認知症施策の1つとして，全都道府県に若年性認知症支援コーディネーターを配置することになった．役割は，現役で就労中の人や，休職・退職になった人への「就労支援」，あるいは，就労以外の社会参加や趣味・楽しみを含めた「居場所づくり支援」である．その他に，相談窓口，市町村や関係機関との連携体制の構築，地域や関係機関に対する若年性認知症にかかる正しい知識の普及などがある．

症例掲載にあたり，本人が特定されないようプライバシーに配慮して記載した．また，本人ならびに家族より同意を得ている．

文献

1）本家寿洋，山田　孝，石井良和ほか：高齢者版・余暇活動の楽しさ評価法の開発．作業行動研究，17（1）；1-9，2013
2）荒井由美子，田宮菜奈子，矢野栄二：Zarit 介護負担尺度日本語版の短縮版（J-ZBI_8）の作成—その信頼性と妥当性に関する検討—．日老医誌，40（5）；497-503，2003

症状・対応・介護編

Q 若年性認知症の人が昼夜問わず暴れ回り，徘徊します．どのような対応が必要なのでしょうか？

若年性認知症の人がすべてこのような状態になるわけではありませんが，激しいBPSDの場合，年齢が若いから体力もあり周囲の人は対応することに恐怖心が生まれ，対応困難となるでしょう．一般にBPSDでは，非薬物的対応をまず行います．すなわちBPSDの原因となる身体疾患，薬剤の影響，環境やケアの仕方の問題など要因を検索し該当するものがあれば対応します．BPSDがどのような場面で生じるか特定し対策をとるなど問題焦点型のアプローチも有効とされます．これらの非薬物的対応で改善が見られない場合，薬物療法を検討するのが一般的です．

しかしながら，ご相談のように激しい興奮や他害の恐れのある攻撃性などがみられる場合，緊急の対応が必要です．とくに昼夜問わず暴れ回るとすれば，在宅での治療は困難と考えられ，医療保護入院のうえで抗精神病薬を用いた薬物療法の適応と考えられます．

（長澤かほる，水上勝義）

88002-117 JCOPY

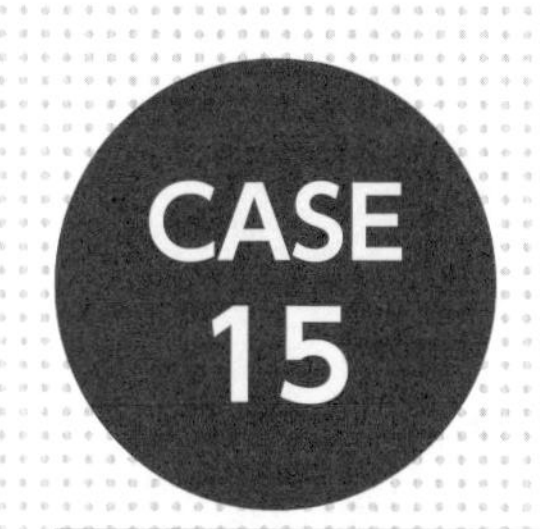

家族教育と重度認知症患者デイケアにより，在宅生活を続けた若年性アルツハイマー病の症例

渕野 勝弘
医療法人 渕野会

症例提示：60 歳代，女性

主訴 （次男）「もの忘れがひどい」「最近のことを忘れる」「火の消し忘れがある」

生活歴 同胞 5 名中第 4 子，高校卒業．25 歳で結婚し，4 人の子どもを育てる．現在は夫と長男，次男の同居生活であり，主婦をしている．

既往歴 糖尿病

病前性格 明るく，社交的．

現病歴 X−5 年ごろより何回も同じ内容の電話をする．約束していたことも忘れるようになる．X−3 年，「物がなくなった」「お金を盗られた」などと訴えたため長女と脳外科を受診した．検査の結果，脳萎縮を指摘される．認知症といわれ，薬物投与を受けるが嘔気が出現し内服を中止する．その後は治療を受けていない．X 年 7 月ごろには，もの忘れは常時認められるようになり，炊事もできない状況であった．X 年 9 月，次男とともに当院を受診した．

初診時所見 やや緊張気味に診察室のいすに座る．「今日は誰とここにいらっしゃいましたか」の質問に対し，「…あれ…」と言う．子どもの人数・名前を思い出せない．理解が十分できないまま締結した保険契約で家族に迷惑をかけたことも覚えていない．表情変化は少なく，問いかけには単語程度で答え困惑した態度であった．

診断とその根拠 ①②③ X−5 年ごろより記銘力・見当識障害が出現，年々記憶障害は進行した．鮮明な幻視はないがもの盗られ妄想などを認めている．不眠，失禁，易刺激性，徘徊等も伴っているが激しく混乱することは少ない．

検査所見（初診時）は，HDS-R 7/30，MMSE 8/30，頭部 CT 所見（**図**）では，側脳室下角・第 3 脳室の拡大，脳溝の開大，側頭葉から頭頂葉の脳萎縮を認めた．その他，神経学的には特記すべき所見はなく，身体所見も異常はなかった．以上より若年性アルツハイマー病（AD）と診断した．

診療方針 ④ 若年発症で進行は早く，すでに中等度以上の状態であった．夫，子ども達全員に病名と症状の程度を告げ，薬物治療の効果・限界，副作用を説明した．非薬物療法の重要性，介護保険制度についても説明した．ドネペジルによる副作用が考えられたため，メマンチン 5 mg を開始した．本人にも病名を告げ内服の必要性を話した．めまい等の副作用はなく，1 週間に 5 mg ずつ増量し，維持量の 20 mg を投与している．血液検査も異常はない．

▶図 頭部 CT 画像

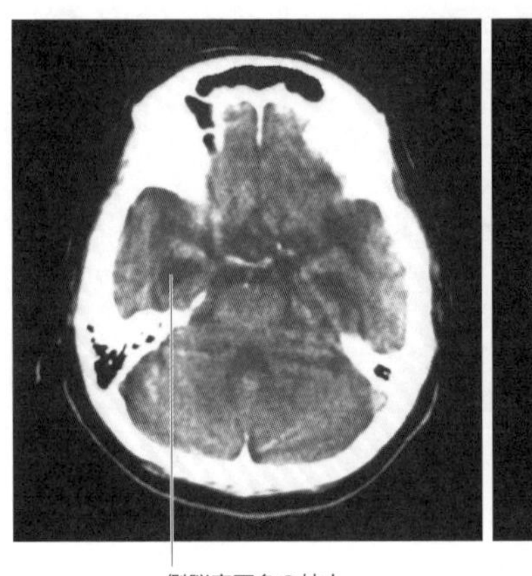

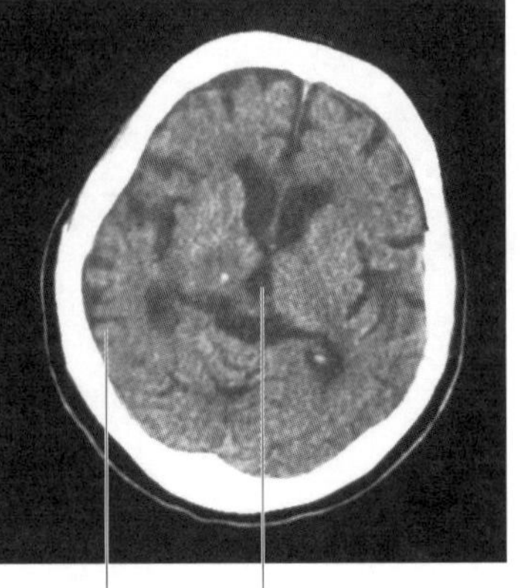

X+1年2月，今後さらに進行する認知機能障害の対応についても家族と話し合っている．

治療経過 ⑤⑥

外来には，夫が毎回付き添って来院する．糖尿病に関しては，近医にて内服治療を継続していたが，栄養管理は十分にできていない状況であった．夫には，認知症についての冊子を渡し，認知症についての理解を深めてもらった．同居の子ども達にも来院時には同席してもらい，病状についての説明と相談を時間をかけ行った．徘徊，易怒性，反抗や拒絶等認めたが，その都度上手な対応がとれていた．家庭での状況を知るため，オレンジ手帳（日本精神科病院協会版）による連携パスを利用し，情報を共有した．

考　察 ⑦

治療は長期となるため，経済的な面からもさまざまな支援を受け，社会資源の利用を行った．自立支援医療（精神通院）の受給，介護保険の認定，障害基礎年金（精神）の受給等である．当初，介護の通所デイサービスの利用を考えたようであるが，対応が難しく，若年であるため利用を断念している．X+3年より当院の重度認知症患者デイケアを実施，週5日来院している．X+9年となった現在，HDS-R や MMSE は測定不能である．失禁を伴い，疎通性は不良であり，マンツーマンの対応を行っている．それでもレクリエーション等を楽しんでいる．感情の不安定性や行動異常を強く認めたときもあるが入院しないで在宅で生活をしている．家族教育に力を入れることで，家族全員が認知症への理解を深め，本人への接し方，対応の仕方を学習し，ゆとりをもって接することができるようになった．若年性 AD 専用の介護サービスはなく，個別の対応等が求められるため，重度認知症患者デイケアを6年以上の長期間利用している．専門医をはじめとする専門性の高い多職種によるリハビリテーション等の実施により進行は緩やかであった．抗認知症薬の継続投与と ADL を低下させないためのリハビリテーションは今後も重要である．徐々に進行する長い経過を安定して過ごすには，家族の理解と協力なしではできないことである．

臨床のキーポイント

① 若年性アルツハイマー病と遺伝

若年発症のアルツハイマー病（Alzheimer's disease：AD）は家族性の場合があり，その

88002-117 JCOPY

原因遺伝子として，APP，PSEN1，PSEN2が知られている．アミロイドが過剰産生される．これらは，常染色体優性遺伝であり，家系内で多発する．しかし，本症例のように明らかな家族歴が確認されない若年発症例も多い．

② 頭部CT像の診断

ADでは，全般性脳萎縮，側脳室下角や海馬を含む，側頭葉内側領域の萎縮がみられることが多い．一方，若年性の初期にはまったく脳萎縮が確認できないこともある．

③ HDS-R，MMSE

改訂長谷川式簡易知能評価スケール（Hasegawa's Denentia Scale-revised：HDS-R）やMini-Mental State Examination（MMSE）がともに10点以下では認知機能の障害は重症と考えられる．しかし，これらの認知機能検査は意識障害や検査への意欲，協力的態度などの影響も受けるため，検査成績のみならず，検査場面の様子を含めて総合的に判断する必要がある．

④ アセチルコリンエステラーゼ阻害薬とNMDA受容体拮抗薬の副作用

アセチルコリンエステラーゼ阻害薬の早期からの投与，中等度からのNMDA受容体拮抗薬投与が行われている．アセチルコリンエステラーゼ阻害薬の代表的な副作用は消化器症状（嘔気・食思不振など），循環器症状（不整脈・徐脈など）である．NMDA受容体拮抗薬の代表的な副作用は，傾眠・めまい，腎機能の悪化などである．

⑤ 重度認知症患者デイケア（医療保険）

認知症の行動・心理症状（behavioral and psychological symptoms of dementia：BPSD）が著しい認知症患者の精神症状等の，軽快および生活機能の回復を目的とする．「認知症高齢者の日常生活度判定基準」がランクMに該当するものが対象である．介護保険によるデイサービスと違い，医師，作業療法士や看護師，精神保健福祉士，公認心理師等の多職種が対応する．ただ，本症例のような若年性ADに対応している施設は少なく，今後の課題である．

⑥ 地域連携パスの活用

本人・家族と介護サービス，医療機関との地域連携パスは必要不可欠である．日常生活を取り巻くさまざまな場面の情報を連携パスを利用し共有すれば，些細な変化にも素早く対応することができる．安定した経過を送ることに役立つものである．

⑦ 家族対応

本人が周囲の状況に対応できず混乱していることを家族が理解することは重要である．そのうえで本人を見守り，平和に安定した気分で過ごしてもらえるように努めていく．本人の，人としての尊厳を大切に守っていくことがBPSD等の抑止にとってもポイントである．

症例掲載にあたり，本人が特定されないようプライバシーに配慮して記載した．また，本人ならびに家族より同意を得ている．

Q スクリーニング検査でHDS-RとMMSEがよく用いられていますが，どのような違いがありますか？

改訂長谷川式簡易知能評価スケール（Hasegawa Dementia Rating Scale-revised：HDS-R）は，1974年にわが国の長谷川らにより作成されたスケールを1991年に改訂したものです[2]．HDS-Rは加齢や教育年数の影響を受けにくく，Mini-Mental State Examination（MMSE）との相関値は0.94と非常に高い結果となっています．認知症のカットオフは20/21点（21点以上を正常，20点以下を認知症の疑いとする）が最も感度・特異度とも高いです．

MMSEは1975年に米国のFolsteinらによって開発されました[1]．もともとは，認知症・せん妄・統合失調症・気分障害の患者と正常とを認知機能面で鑑別する目的で作成されています．原版では20点以下が鑑別に有用と示唆していますが，現在では23/24点が認知症のカットオフとされています．日本には1985年に紹介され，いくつかの日本語版がありますが，MMSE-Jという原版との等価性を重視して作成された版もあります[3]．

HDS-Rには動作性検査が含まれないところが，MMSEとの大きな違いです．高齢者には動作性の検査は不向きであるとして作成者らがあえて排除したためです．具体的には，MMSEには聴覚理解を問う「右手で紙を取って，半分に折って，床においてください」や，紙に書かれた「目を閉じてください」に被検者が従う動作，文章をかかせる課題，重なり合う2つの五角形を描画する課題などがありますが，HDS-Rにはそれらはありません．そのためMMSEでは，HDS-Rでは検出しにくい失行や失語，視空間認知を検査できるという利点があります．一方で，HDS-Rは野菜の名前をできるだけ多く言うという語の流暢性を問う課題が入っています．また，HDS-Rは被検者の負担が比較的少ないという利点もあります．これらを念頭に置いて検査をするとよいでしょう．

両者はあくまでスクリーニング検査ですので，点数が高いから正常であるとか，点数が低いから認知症であるとはいえません．診断にはその他の臨床所見，周囲の人からの情報や画像所見などを総合して判断する必要があります．

文　献

1）Folstein, M. F., Folstein, S. E., McHugh, P. R.："Mini-mental state"：A practical method for grading the cognitive state of patients for the clinician. J Psychiatr Res, 12（3）；189-198, 1975
2）加藤伸司，下垣　光，小野寺敦志ほか：改訂長谷川式簡易知能評価スケール（HDS-R）の作成．老年精神医学雑誌，2（11）；1339-1347，1991
3）杉下守弘，腰塚洋介，須藤慎治ほか：MMSE-J（精神状態短時間検査-日本版）原法の妥当性と信頼性．認知神経科学，20（2）；91-110，2018

（文　鐘玉，三村　將）

Q もの盗られ妄想へのよい対応法はありますか？

もの盗られ妄想は，認知症初期の周辺症状の中で最も多く出現し，身近な人が妄想の対象となります．認知症の中核症状の記憶障害や判断力の低下などで発症するので，他のことに目を向けると短時間で忘れてしまうことがあります．しかし，これらの対応を行っても，もの盗られ妄想はただちに消失せず，繰り返し訴えます．根気強く繰り返して対応することが重要です．もの盗られ妄想は重要な人が対象となりますが，対象となった介護者は「対応が悪いからではないか．信頼されていないのではないか」と自責感を持ち，いつまで続くのかと将来の見通しができなくなります．認知症が進行すればもの盗られ妄想は減少していくので，エンドレスでないことを認識しましょう．

・対応方法

「一緒に探しましょう．ホールにお茶を飲みに行きましょう」「ちょっと手伝っていただけますか」と，体を動かし他のことに目を向けさせるように努めます．

・してはいけないこと

「私が盗るはずがないでしょう」「あなたが置き場所を忘れたのでしょう」と，指摘や訂正して患者に理解を得ようとすると，事実にないことと受け止め周囲に対して猜疑感を持たせてしまうことになります．焦燥や徘徊など他の症状を起こす原因になることもありますので注意します．

（大塚恒子，森村安史）

Q 認知機能改善を目的とする認知症治療薬にはBPSDの改善効果もあるのでしょうか？

現在わが国で保険適応が承認されている認知症治療薬は，アルツハイマー型認知症に対してコリンエステラーゼ阻害薬の3剤（ドネペジル，ガランタミン，およびリバスチグミン）およびNMDA受容体拮抗薬であるメマンチンの計4剤，ならびにレビー小体型認知症に対するドネペジルです．これらはいずれも認知症症状の進行抑制作用が国内外のプラセボ対照二重盲検比較試験によって認められたもので，その主要評価項目には認知機能評価尺度や全般臨床症状評価尺度が用いられています．

他方，これらの薬剤には副次的に認知症の行動・心理症状（behavioral and psychological symptoms of dementia：BPSD）に対する効果も認められ，4剤それぞれの「持ち味」ともいえる部分です．BPSDの評価にも種々の尺度が用いられますが，国際的に代表的な指標のひとつにNeuropsychiatric Inventory（NPI）があります．NPIを指標としたランダム化比較試験の結果に絞って各種認知症治療薬のアルツハイマー型認知症のBPSDに対する効果をみると，**表**のようにまとめられます．各薬剤の特徴を大まかにいえば，ドネペジルには賦活作用，メマンチンには静穏化作用が期待され，ガランタミンには情動安定化作用，リバスチグミンには睡眠・食欲を悪化させない穏やかな賦活作用が期待されます．

レビー小体型認知症に関しては，診断基準の中核的特徴に幻視やレム期睡眠行動異常症が挙げられており，BPSDが疾患を特徴づける主症状です．レビー小体型認知症に対するドネペジルの効果に関しては，わが国の第Ⅱ相プラセボ対照二重盲検比較試験[1]において妄想と幻覚の有意な改善が認められましたが，その後の第Ⅲ相試験[2]ではBPSDの有意な改善は認められませんでした．臨床的な実感としては，幻視や誤認妄想に対してドネペジルが著効するレビー小体型認知症例をしばしば経験します．また，レム期睡眠行動異常症に対してドネペジルが有効であったという症例報告もあります．

文　献

1）Mori, E., Ikeda, M., Kosaka, K., et al.：Donepezil for dementia with Lewy bodies：a randomized, placebo-controlled trial. Ann Neurol, 72（1）；41-52, 2012
2）Ikeda, M., Mori, E., Matsuo, K., et al.：Donepezil for dementia with Lewy bodies：a randomized, placebo-controlled, confirmatory phase III trial. Alzheimers Res Ther, 7（1）；4, 2015
3）Feldman, H., Gauthier, S., Hecker, J., et al.：A 24-week, randomized, double-blind study of donepezil in moderate to severe Alzheimer's disease. Neurology, 57（4）；613-620, 2001
4）Herrmann, N., Rabheru, K., Wang, J., et al.：Galantamine treatment of problematic behavior in Alzheimer disease：post-hoc analysis of pooled data from three large trials. Am J Geriatr Psychiatry, 13（6）；527-534, 2005
5）Bullock, R., Bergman, H., Touchon, J., et al.：Effect of age on response to rivastigmine or donepezil in patients with Alzheimer's disease. Curr Med Res Opin, 22（3）；483-944, 2006

▶表　アルツハイマー型認知症の BPSD に対する各種認知症治療薬の効果

ランダム化比較試験/Neuropsychiatric Inventory（NPI）を用いた評価

	コリンエステラーゼ阻害薬			NMDA 受容体拮抗薬	併用
	ドネペジル[a]	ガランタミン[b]	リバスチグミン[c]	メマンチン[d]	ドネペジル＋メマンチン[e]
抑うつ	○				
アパシー	○		◆		
不安	○	○	◆		
脱抑制		○	◆		
異常運動行動		○			
激越/攻撃性		○		○	●
易刺激性/不安定性				○	●
妄想				○	
幻覚				○	
食欲/食行動変化			◆		●
夜間異常行動			◆		

○：プラセボに比べて有意に改善，
◆：ドネペジルに比べてより改善する傾向，
●：ドネペジル単剤に比べて有意に改善
注：リバスチグミンのカプセル剤（本邦未承認）によるデータで，対象は 75 歳未満の患者
a．Feldman, H., et al.（2001）[3]
b．Herrmann, N., et al.（2005）[4]
c．Bullock, R., et al.（2006）注：リバスチグミンのカプセル剤（本邦未承認）によるデータで，対象は 75 歳未満の患者[5]
d．Gauthier, S, et al.（2008）[6]
e．Tariot, P.N., et al.（2004）[7]

6）Gauthier, S., Loft, H., Cummings, J.：Improvement in behavioural symptoms in patients with moderate to severe Alzheimer's disease by memantine：a pooled data analysis. Int J Geriatr Psychiatry, 23（5）; 537-545, 2008

7）Tariot, P. N., Farlow, M. R., Grossberg, G. T., et al.：Memantine treatment in patients with moderate to severe Alzheimer disease already receiving donepezil：a randomized controlled trial. JAMA, 291（3）; 317-324, 2004

（布村明彦）

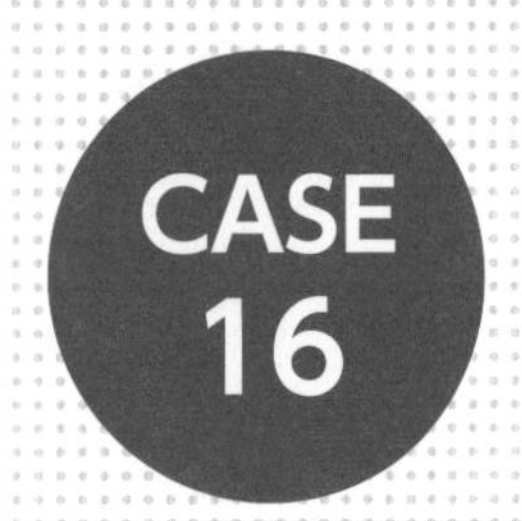

3種類の脳機能画像検査が診断に有用であった若年性アルツハイマー病例

數井 裕光
高知大学医学部 神経精神科学教室

症例提示：50歳代，女性

主訴　(患者本人) 自動車の運転ができなくなった.
(夫)人間ドックの時にガウンの着替えが上手くできなかった. サービスエリアでトイレの扉の開閉が上手くできなかった.

現病歴　X−3年ごろから，自動車を運転している際に少しずつ左に寄って行く，車庫入れの際に左右どちらにハンドルをきれば良いのかわからず何度も切り返す，車を擦ってしまうなどが起こり，自動車の運転を控えるようになった. また床に置いてある物に気付かず躓いたり，布団カバーの掛け方がわからなくなったり，服を前後逆に着たりするようになった. さらに冷蔵庫のドアやカーテンを閉め忘れる，物を置いた場所を忘れるなどの症状も認められるようになった. X−2年ごろからは階段を降りるときにやや不安定な感じがして，手すりを意識して使うようになった. X−1年11月に，自動車の定期点検のため自分で運転して行き，自動車屋に到着後に前進で駐車しようとした際，自動車をぶつけてしまった. これ以後運転はしていない. これらの症状の精査を希望し，X年2月に，A病院を受診し，頭部MRI検査を受けたが，異常は指摘されなかった. そこでX年4月にBクリニックを受診したところ，左半側空間無視，構成障害，計算障害，左手の肢節運動失行が疑われた. また頭部CTで右半球優位の頭頂葉と前頭葉の萎縮が疑われたため，大脳皮質基底核変性症などの鑑別も含めた精査目的で当院当科紹介受診となった. レビー小体型認知症(DLB)を疑わせるような幻視，錯視，実態意識性，認知機能の変動，レム期睡眠行動障害を示唆する病歴は確認できなかった.

既往歴　特記事項なし.

家族歴　父親が80歳ごろに晩発性アルツハイマー病 (AD) と診断された.

生活歴・職歴　同胞2人2番目. 短大卒業後，数社で会社員. その後パート勤務. 50歳代で退職. 結婚1回. 子どもは3人.

病前性格　温厚で，穏やかな性格.

初診時現症　礼節は保たれており，診察に協力的であった. 診察場面では，粗大な記憶障害，理解障害は認めなかった. 初診時のMMSEの得点は25/30. シリアル7で1/5，ダブルペンタゴンの模写で0/1であった. 立方体模写もできなかった (**図1**). 遅延再生は3/3であった. また線分2等分試験で，中心点が右に偏り (**図2**)，左半側空間無視が示唆された.

88002-117 JCOPY

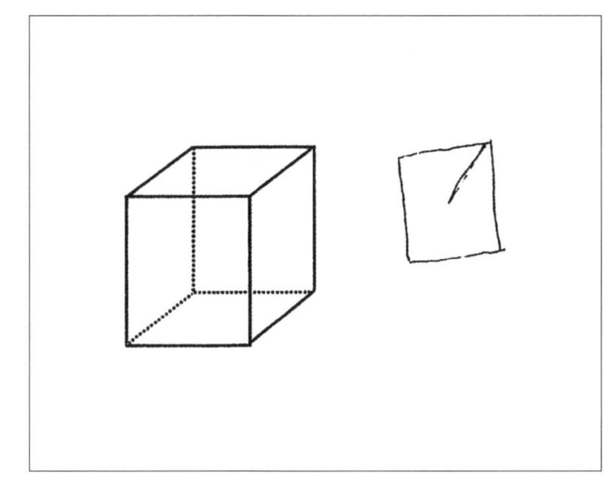

▶図 1　本例の図形模写課題の結果
視覚構成能力を評価するために，ダブルペンタゴンと立方体の模写を指示したところ，両図形ともに正しく模写することができなかった．ダブルペンタゴンについては，五角形は正しく認知し描くことができたが，2 つの五角形の重なり具合を正しく把握することはできなかった．

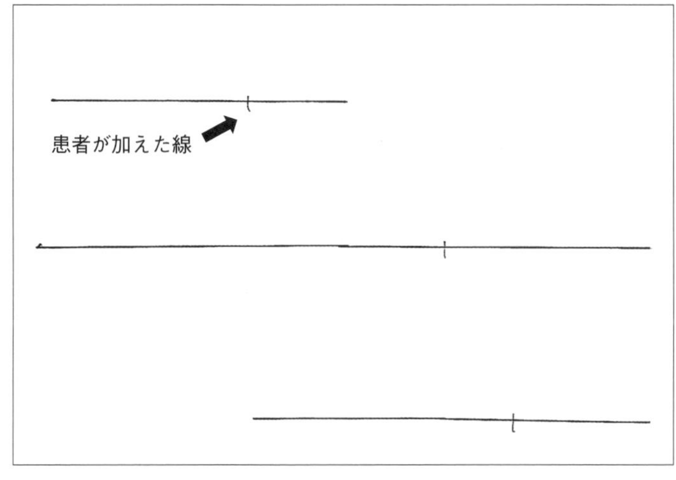

▶図 2　本例の線分 2 等分試験の結果
患者の前に線分を提示して，丁度中央だと思うところに線を加えるように指示したところ，右に偏った位置に線を加えた．3 本の線分においてすべて同様の結果であった．線分の左側に気づかないことが示唆され，左半側空間無視と考えられる所見であった．

精神症状　高齢者のうつ症状を自己評価してもらう Geriatric Depression Scale（GDS）の得点は 3/15 点であった．12 種類の行動・心理症状を，介護者が評価する Neuropsychiatric Inventory（NPI）では，夫は本人の無為を頻度 4（1 日 1 度以上），重症度 1（気を紛らわせたり安心させたりすることに反応するレベル）と評価した．幻視，妄想を含めその他の精神症状は認めず，性格の変化もないとのことであった．

神経学的所見　四肢頸部の筋強剛は認めなかった．指のタッピング動作は左手でやや緩慢で，左手のごく軽度の肢節運動失行が疑われた．患者に閉眼を指示して，手掌に数字を書き，何が書かれたかを患者に問う皮膚書字覚検査では，両手ともで正しく回答できた．また閉眼して，検者の指を何本か握らせて，何本握ったかを問い評価した立体覚も問題なかった．

記憶検査　日本版リバーミード行動記憶検査では，標準プロフィール点合計は 22/24，スクリーニング点合計は 10/12 で，ともに正常範囲であった．

頭部 CT 所見　側脳室の拡大は認めなかったが，前頭葉と頭頂葉の萎縮が認められた（**図 3**）．萎縮は右半球優位であった．

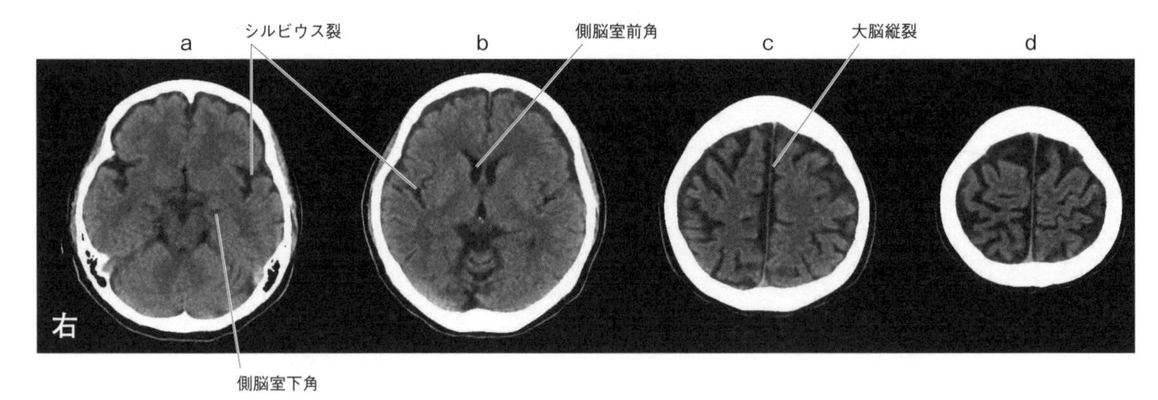

▶図 3　頭部 CT 水平断像
a：側脳室下角の拡大，b：側脳室前角の拡大は認めない．c，d：右半球優位の両側性の前頭葉，頭頂葉の萎縮を認める．大脳縦裂は拡大している．

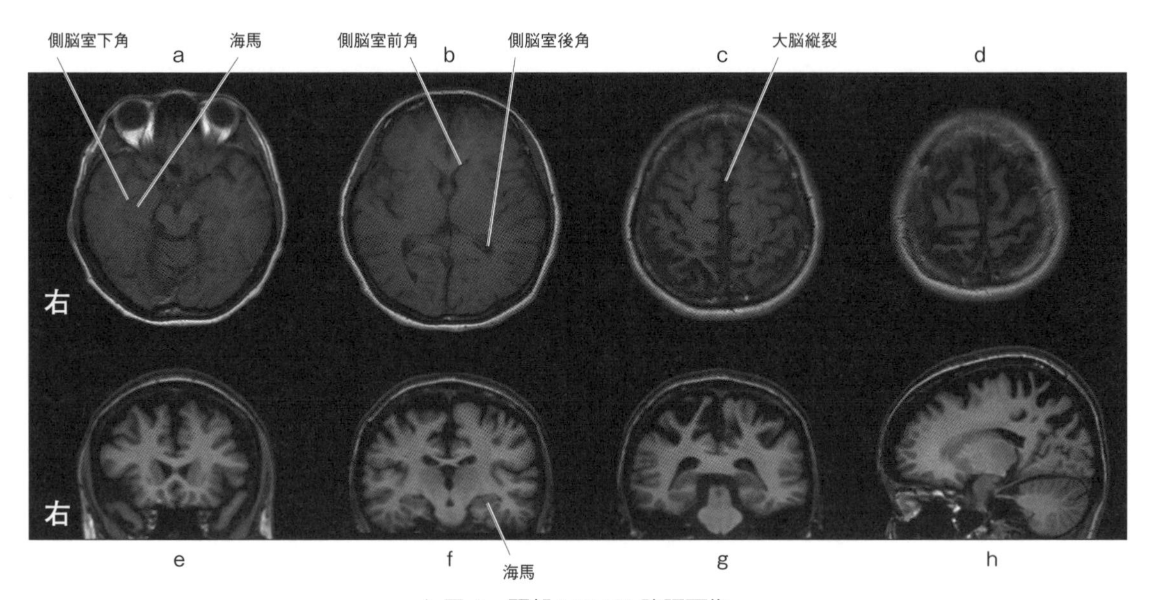

▶図 4　頭部 MRI T1 強調画像
水平断像（a〜d），冠状断像（e〜g），矢状断像（h）
側脳室の拡大は認めない（a，b，e，f，g）．海馬の萎縮も認めない（a，f）．両側性の前頭葉の萎縮を認める（e，f）．大脳縦裂は拡大している（c）．両側性の頭頂葉の萎縮を認めるが，その程度は右半球で強い（c，d，g）．萎縮部位は頭頂葉を中心にして後頭葉にも及んでいる（h）．

頭部 MRI 所見

海馬に萎縮を認めないこと，側脳室の拡大がないことがより明確になった（**図 4**）．前頭葉と頭頂葉の萎縮もより明瞭に描出された．後頭葉にも萎縮が認められた．萎縮は右半球優位であった．

この時点での診断とその後の精査

精査の結果，臨床症状としては，視空間認知障害，左半側空間無視，着衣障害が主症状で，これらが緩徐に進行してきた．頭部 CT，頭部 MRI では，脳萎縮に左右差を認め，右半球優位の両側性の頭頂葉，後頭葉の萎縮が最も目立つ所見であった．以上より本例の病態は後部皮質萎縮症と考えられた．後部皮質萎縮症の原因となる疾患としては，AD，大脳皮質基底核変性症（CBD），DLB などが知られている．AD の頻度が最も多いが，AD は

88002-117 JCOPY

▶表　大脳皮質基底核変性症の診断基準（抜粋）

1. 主要項目	(1) 中年期以降に発症し緩徐に進行し，罹病期間が1年以上である．
	(2) 錐体外路徴候 ①非対称性の四肢の筋強剛ないし無動 ②非対称性の四肢のジストニア ③非対称性の四肢のミオクローヌス
	(3) 大脳皮質徴候 ①口腔ないし四肢の失行 ②皮質性感覚障害 ③他人の手徴候（単に挙上したり，頭頂部をさまようような動きは，他人の手現象としては不十分である）
	他疾患を除外でき，かつ（1）を満たし，かつ（2）の2項目異常があり，（3）の2項目以上があると大脳皮質基底核変性症と診断できる．
2. 参考所見	(1) 臨床的には，以下の所見がみられる． ①98%以上が50歳以降に発病し緩徐に進行する． ②大脳皮質徴候として，前頭・頭頂葉の徴候がみられる．最も頻度が高く特徴的な症状は認知機能障害で，この他に四肢の失行，行動異常，失語，皮質性感覚障害，他人の手徴候などが出現する． ③錐体外路徴候として，パーキンソニズム（無動，筋強剛，振戦，姿勢保持障害），ジストニア，ミオクローヌス，転倒などが出現する． ④上記神経所見は，病初期から顕著な一側優位性がみられることが多い．
	(2) 画像所見 CT，MRI，SPECTで，一側優位性の大脳半球萎縮または血流低下を認めた場合には，重要な支持的所見である．

〔難病情報センターホームページ大脳皮質基底核変性症（指定難病7）(https://www.nanbyou.or.jp/entry/291)（参照2021-08-13）[1]〕

一般的には，海馬の萎縮とこれが関係する記憶障害を呈する．また萎縮は両側性であることが多い．本例はこれらの点で，ADとしては非典型的であった．CBDは，非対称性の前頭葉，頭頂葉を中心とした大脳萎縮を認めやすく，障害部位と反対側の手の動きが拙劣になる（肢節運動失行）（**表**）．これらの点は本例に一致する．しかし本例では皮質性感覚障害，明らかな錐体外路症状を認めなかった．したがって，CBDの診断基準を満たさなかった．本例は視空間認知障害が顕著であること，側頭葉内側部の萎縮が目立たないことはDLBとして矛盾はないが，DLBの4徴であるパーキンソニズム，繰り返される幻視，認知機能の変動，レム期睡眠行動障害は認めなかった．

以上のように鑑別診断に挙がった3疾患のどれにしても非典型的であったため，機能画像検査が必要と考えられた①．脳血流SPECT検査は3疾患で血流低下のパターンが異なり診断に有用である②．すなわち，ADでは，側頭頭頂領域，後帯状回の血流低下が認められる．CBDでは，血流低下に明らかな左右差を認め，中心前回・中心後回，基底核の血流低下が認められる．DLBでは後頭葉の血流低下が認められる．またドパミントランスポーター画像検査では，両側性の基底核の取り込み低下が認められればDLB，片側性の低下であればCBD，低下が認められなければADの可能性が高いと考えられ診断に有用である③．ただし本例のようにパーキンソニズムが目立たない場合は，DLBであっても，ドパミントランスポーター画像検査では異常が出にくい．MIBG心筋シンチグラフィ検査は，パーキンソニズムが目立たないDLBでも，H/M比が低下し洗い出し率が亢進するため鑑別に有用と考えた④．そしてこれらの検査を実施した⑤．

a

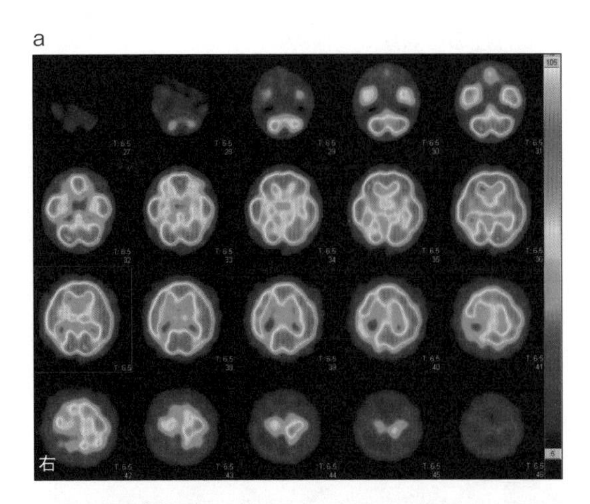

b

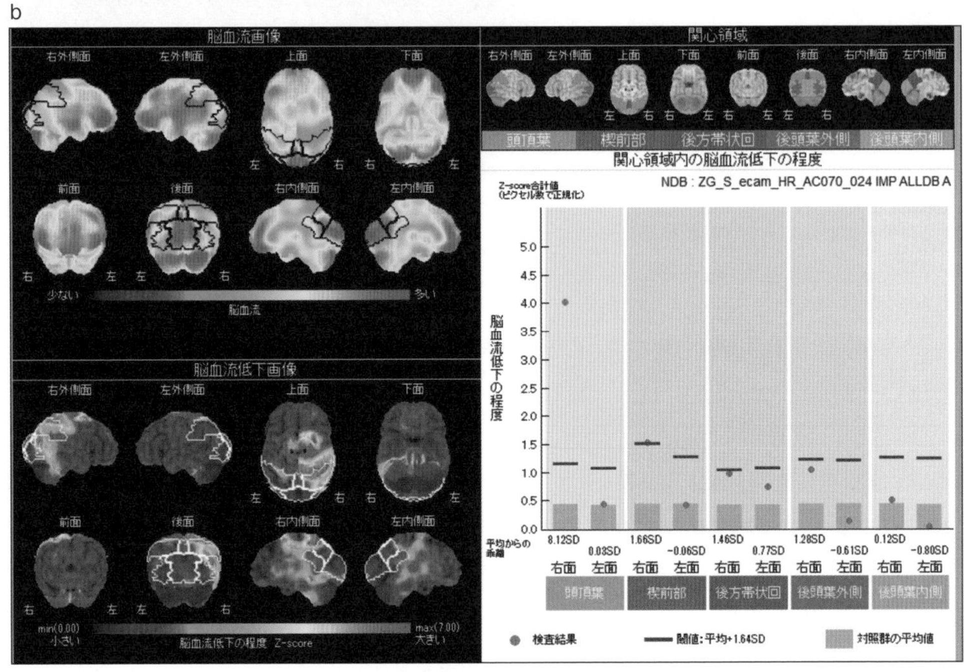

▶図 5　脳血流 SPECT 画像

a：水平断像：右の後頭・側頭・頭頂領域に低下を認める.
b：3D-SSP（3D-Stereotactic Surface Projections）解析画像

脳血流 SPECT

最初に N-isopropyl-p-(iodine-123)-iodoamphetamine single photon emission computed tomography（^{123}I-IMP-SPECT）検査を実施した．その結果，血流低下に明らかな左右差を認め，右半球優位であった（**図 5**）．血流が低下している領域は，頭頂葉，側頭葉，後頭葉であった．高位領域では前頭葉にも血流低下を認めた．

ドパミントランスポーター画像

N-ω-フルオロプロピル-2β-カルボメトキシ-3β-(4-^{123}I-ヨードフェニル) ノルトロパン（^{123}I-イオフルパン：^{123}I-FP-CIT）SPECT において基底核の集積は左右差はなく正常であった（**図 6**）．この結果から，CBD，DLB の可能性は低いと考えられた．

88002-117

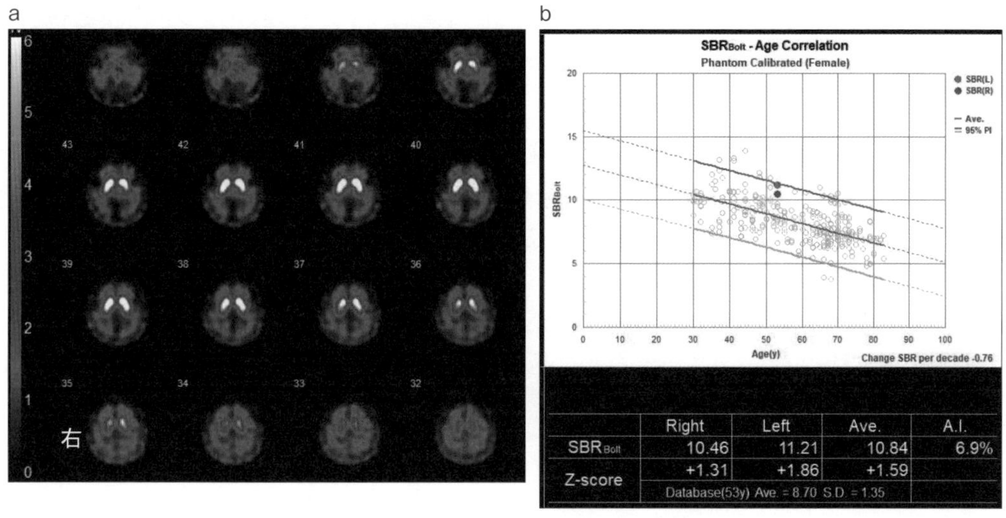

	Right	Left	Ave.	A.I.
SBRBolt	10.46	11.21	10.84	6.9%
Z-score	+1.31	+1.86	+1.59	
	Database(53y) Ave. = 8.70 S.D. = 1.35			

▶図 6　ドパミントランスポーター画像

視覚的に基底核の集積は左右差無く正常であった（1）．また Specific Binding ratio も右半球で 10.46，左半球で 11.21 と正常であった．

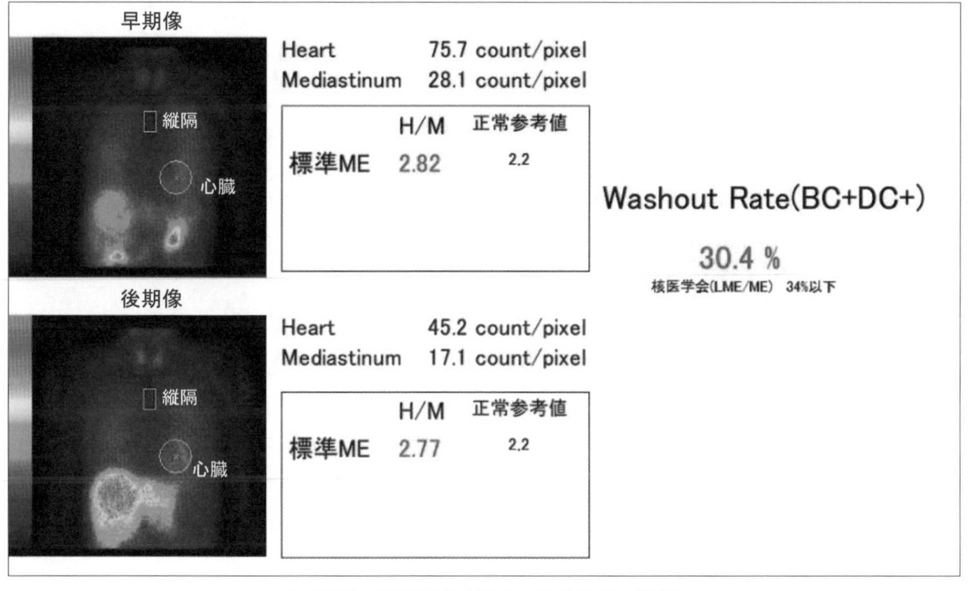

▶図 7　MIBG 心筋シンチグラフィ画像

心臓/縦隔比（Heart/Mediastinum 比：H/M 比）は，早期像で 2.82（正常値：2.2 以上），後期像で 2.77（正常値：2.2 以上），Washout rate は 30.4%（正常値：34%以下）ですべて正常値であった．

123I-meta-iodobenzylguanidine (MIBG) 心筋シンチグラフィ画像

本例の心臓/縦隔比（Heart/Mediastinum 比：H/M 比）は早期像，後期像ともに正常値で，洗い出し率も正常であった（**図 7**）．この結果より DLB の可能性は低いと考えられた．

脳脊髄液中のリン酸化タウタンパク値 AD 診断のために脳脊髄液検査を行い，脳脊髄液中のリン酸化タウ蛋白値を測定したところ，127 pg/mL（正常値 50.0 未満）と上昇を認めた．

その後の診療 一連の追加検査の結果，CBD，DLB ではなく，AD の診断となったこと，治療薬としてコリンエステラーゼ阻害薬が使用可能であることを説明した．そして投与開始となった．また介護保険を申請し，介護サービスを受けることになった．本例の場合，脳萎縮が強い領域と反対側の肢節運動失行が疑われるなど，AD では認めにくい症状もあるため，早期の CBD が併存している可能性もあると考えられる．今後，経過観察していくなかで，錐体外路症状が出現し CBD の診断基準を満たす状態になった場合には，難病申請をする予定である．

臨床のキーポイント

① 認知症診療でよく実施される脳機能画像検査

認知症の原因となっている疾患の鑑別診断において重要な機能画像検査は，脳血流 SPECT 検査，ドパミントランスポーター画像検査，MIBG 心筋シンチグラフィ検査の 3 つである．

② 脳血流 SPECT 検査が有用な症例

基本的には，頭部 CT，MRI では，診断がつかない症例が対象になる．例えば，頭部 CT や頭部 MRI で明らかな異常所見を認めない症例，症状が顕著であるにもかかわらず頭部 CT，MRI での異常所見が乏しい症例などである．認知症の頻度も勘案すると，具体的には以下のような場合に脳血流 SPECT 検査が必要になることが多い．

①アルツハイマー病（Alzheimer's disease：AD）の軽症例，例えば認知症の前段階である軽度認知障害レベル，あるいはそれよりも軽度の症例である．またうつ病による仮性認知症，他覚的には記憶障害はないようであるがもの忘れの訴えが強く神経症圏の疾患と認知症性疾患との鑑別が必要な症例も適応になる．

②若年発症の AD は，頭部 CT や MRI で萎縮が目立たないことがあり，適応になりやすい．

③レビー小体型認知症（dementia with Lewy bodies：DLB）例の頭部 CT，MRI の一般的所見は，比較的軽度の全般性脳萎縮である．そのためこの疾患は頭部 CT，MRI で積極的に診断することが困難な場合が多い．しかし脳血流 SPECT では約 7 割の症例で後頭葉の血流低下が認められるため，診断に有用である．

④頭部CT や MRI で楔形の限局性脳萎縮を認めない前頭側頭葉変性症が存在することが知られており，このような疾患が疑われる症例は適応になる．

③ ドパミントランスポーター画像検査，MIBG 心筋シンチグラフィ検査が有用な症例

ドパミントランスポーター画像検査と MIBG 心筋シンチグラフィ検査での異常所見は，新しい DLB の診断基準の指標的バイオマーカーの項目となっている．したがって，DLB が鑑別診断に挙がるときに実施することが多い．DLB では，ドパミントランスポーター画像検査で，両側性の強い低下が認められるため，低下を認めない AD，左右差のある低下を認める大脳皮質基底核変性症（corticobasal degeneration：CBD）との鑑別に有用である．MIBG 心筋シンチグラフィも AD，CBD では正常所見となるため鑑別診断に有用である．

④ 脳機能画像データ解析における重要な進歩

近年，脳機能画像データの解析技術が進歩し，正常/異常の判定がなされた結果も報告されるようになってきた．そのため検査を依頼した医師が画像の読影に熟練していなくても結果を判断できるようになっている．例えば，脳血流 SPECT であれば，3D-SSP（3D Stereotactic Surface Projections）や eZIS（easy Z score Imaging System）で血流低下部位が描出された結果も報告される．また認知症の鑑別診断において重要な関心領域ごとに血流低下の程度がグラフ化された結果も添付され，鑑別診断に役立つ．ドパミントランスポーター画像検査では，Specific Binding Ratio という数値が，MIBG 心筋シンチグラフィ画像では H/M 比と洗い出し率という数値が画像とともに記載される．これらの値にはカットオフ値が設定されているため正常/異常が判定できる．

⑤ 脳機能画像検査の依頼書の記載のコツ

検査の依頼書を書く際には，「うつ病，早期のアルツハイマー病，前頭側頭葉変性症のなかで診断に悩んでいるため脳血流 SPECT 検査をお願いしたい」とか，「遅発性パラフレニー，うつ病，レビー小体型認知症等を鑑別診断に挙げているが，どの疾患の可能性が高いかを知りたいのでドパミントランスポーター画像検査（あるいは心筋シンチグラフィ検査）をお願いしたい」というように具体的に鑑別診断名を記載しておくと，読影した放射線科医が画像の読影結果だけでなく，診断に関するコメントも追記してくれる場合がある．

症例掲載にあたり，本人が特定されないようプライバシーに配慮して記載した．また，本人ならびに家族より同意を得ている．

文　献

1）難病情報センターホームページ：大脳皮質基底核変性症（指定難病 7）（https://www.nanbyou.or.jp/entry/291）（参照 2021-08-13）

Q アルツハイマー病以外の変性性認知症とアルツハイマー病との鑑別は可能でしょうか？

アルツハイマー病と鑑別が必要な変性疾患にはレビー小体型認知症や前頭側頭葉変性症などがあります．これらの疾患とアルツハイマー病の鑑別は臨床症状と画像検査でおおむね可能です．ただし，最終的な診断は病理学的診断によります．

臨床症状は，認知障害，神経症状，行動・心理症状に 3 分類されますが，アルツハイマー病の認知障害は，病初期から近時記憶障害が目立ち，進行に伴って見当識障害，遂行機能障害，視空間認知障害等が加わるのが一般的です．神経症状は進行期まで目立ちません．行動・心理症状としては，アパシー，うつ，もの盗られ妄想が特徴的で，病識は乏しく，取り繕い反応も認められます．ただし若年性アルツハイマー病では記憶障害よりも視空間認知障害，遂行機能障害，失語が前景に立つことがあります[1)]．レビー小体型認知症でも，病初期から記憶障害を認めますが，記憶障害は比較的軽度で，これよりも注意障害，視空間認知障害，遂行機能障害が目立つことがあります[1)]．また認知が変動することも特徴です．神経症状としては，特発性パーキンソニズム（動作緩慢，寡動，静止時振戦，筋強剛），自律神経障害（便秘，起立性低血圧，尿失禁），嗅覚障害が認められます．行動・心理症状としては，繰り返し出現する構築された具体的な幻視が特徴的で，うつも高頻度に認められます[2)]．その他，認知機能の低下に先行することもあるレム期睡眠行動異常症も早期診断に有用です[2)]．前頭側頭葉変性症では，認知障害や神経症状よりも行動・心理症状が目立つことが重要で，病初期から脱抑制，常同行動（時刻表的生活，オルゴール時計現象），食行動異常（過食，嗜好の変化）などが認められます[2)]．

各疾患の特徴的な画像所見を以下にまとめます．頭部 CT や MRI では，アルツハイマー病では海馬，海馬傍回などの側頭葉内側部に強い全般性の脳萎縮を，レビー小体型認知症ではアルツハイマー病と同様の全般性脳萎縮を認めますが，側頭葉内側部の萎縮は比較的軽度であること，前頭側頭葉変性症では前頭葉や側頭葉に限局した楔状の強い萎縮，あるいは葉性萎縮が見られます．脳血流シンチグラフィでは，アルツハイマー病では側頭頭頂連合野，後部帯状回・楔前部の血流低下を認めるが一次運動・感覚野の血流は保たれることが特徴です．レビー小体型認知症では側頭頭頂連合野と後頭葉の血流低下が，前頭側頭葉変性症では脳萎縮を認める領域の血流低下が見られます．またレビー小体型認知症では，ドパミントランスポーター画像検査と MIBG 心筋シンチグラフィでも異常を認め，他疾患との鑑別に有用です．

1) 日本神経学会監修，「認知症疾患診療ガイドライン」作成委員会編：認知症疾患診療ガイドライン 2017. 医学書院，東京，2017
2) American Psychiatric Association：Diagnostic and Statistical Manual of Mental Disorders, 5th ed (DSM-5). American Psychiatric Publishing, Arlington, 2013（日本精神神経学会 日本語版用語監修，髙橋三郎，大野　裕監訳：DSM-5 精神疾患の診断・統計マニュアル．医学書院，東京，2014）

（樫林哲雄，數井裕光）

Q&A

一般知識編 (p140〜)
予防・リスク編 (p144〜)
診断・鑑別編 (p147〜)
症状・対応・看護編 (p150〜)
薬物療法編 (p177〜)
法律・社会支援システム編 (p182〜)

Q　この病気は「脳の器質的な変化により発症し，治療法はなく，変化を遅らせることにとどまる」と聞きます．最近では，運動や精神活動で「予防できる」と聞きますが本当ですか？

2019年，世界保健機関（WHO）は認知機能低下および認知症のリスク低減に関するガイドライン[1)]を発表しました．ガイドラインでは，「認知症は避けられないものではない」という立場から，「身体活動，禁煙，栄養，アルコール，認知トレーニング，社会活動」といったライフスタイルと関連する危険因子と，「体重，高血圧，糖尿病，脂質異常，うつ病，難聴」といった健康状態をとりあげ，それぞれへの介入手段についてエビデンスの質，推奨の強さが示されました．そのうち，身体活動への介入によるリスク低減効果は，認知機能が正常の成人に対しては，「中等度」のエビデンスの質と「強い」推奨の強さがあるとされています．これは，ライフスタイルにおける危険因子への介入の中では最も高いエビデンスの質と推奨の強さです．一方，軽度認知障害の成人に対する身体活動への介入によるリスク低減効果は，エビデンスの質は「低」，推奨の強さは「限定的」であり，現在のところ十分なエビデンスはないようです．認知トレーニングや社会活動他によるリスク低減効果については，まだ十分なエビデンスは示されていませんが，生活の中に運動習慣を取り入れたり，精神活動を活発にするために他者とのかかわりを増やしたり，外出する機会を増やすなどの生活の活性化が，ライフスタイルにおける危険因子や健康状態の改善をもたらし，認知症のリスク低減につながると考えることができるのではないでしょうか．

文　献

1）World Health Organization：Risk reduction of cognitive decline and dementia. 2019（https://www.who.int/publications/i/item/risk-reduction-of-cognitive-decline-and-dementia）（参照 2020-12-01）

（福原竜治，相澤明憲）

一般知識編

Q 健康な日本人が認知症検査を受けると9割の人が認知症と診断されるそうです．日本人の9割は世界的にみて記憶力が悪い種族なのでしょうか？

まず健康な日本人が認知症検査を受けて9割が認知症と診断されることはありません．平成22年に行われた65歳以上の高齢者を対象とした全国的な疫学調査では，簡易認知機能検査であるMMSEの平均得点は25/30でした．MMSEは23点以下が認知症域とされますが，この疫学調査から推定された65歳以上の高齢者の認知症有病率は約15%とされています．高齢者の85%は認知症と言い難く，また発展途上国では教育歴の低さからMMSEの得点が低い傾向にあるとされており，日本が他の国々と比較して記憶力が悪いということもいえないはずです．しかし高齢者の認知症有病率が約15%であるということは決して軽視できることではなく，2020年の高齢者数は約3,600万人であり，少なくとも約540万人にはなんらかの認知機能低下が存在することになります．団塊の世代が高齢化しつつある現状ではますます認知症患者の数は増加するはずであり適切な対応が望まれています．

(本田和揮，相澤明憲)

一般知識編

Q 脳内の老人斑は皮膚に現れるものと同じものでしょうか？

結論から述べますと同じものではありません．老人斑は大脳の萎縮や神経原線維変化と並んでアルツハイマー病の病理学的特徴とされます．脳内の老人斑は脳の灰白質におけるアミロイドβの細胞外への沈着物ですが，皮膚の老人斑，いわゆる“シミ”は正確には老人性色素斑と呼ばれるものであり，紫外線をたくさん浴びてメラニンが過剰に生成され，その排出が追いつかなくなって蓄積したものです．かたやタンパク質，かたや色素であり成分が異なります．アルツハイマー病の患者においてアミロイドβの沈着は発症よりも20〜30年前から始まっているのではないかと考えられています．現在，ワクチンなどを用いて大脳においてアミロイドβ沈着を抑制することによりアルツハイマー病の発症を防ぐ試みが世界中で行われています．まだその試みが成功しているとは言い難いですが，将来的にインフルエンザウイルスのワクチンのようにアルツハイマー病のワクチンを接種してアルツハイマー病の発症を予防できるようになるかもしれません．

(本田和揮，相澤明憲)

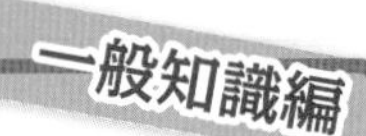

Q 老人斑の数は認知症の程度と比例するのでしょうか？

老人斑は，凝集したアミロイドβ（Aβ）蛋白の細胞外への沈着です．Aβはアルツハイマー病（AD）の分子病態の中核ですが，老人斑の数や密度が認知機能障害の程度とあまり相関しないことが知られています．一方，神経原線維変化（NFT）は認知機能障害やBPSDと相関することが指摘されてきましたが[1]，神経細胞死の多くはNFTを介さずに生じると推定されています[2]．近年，Aβが線維を形成して組織に沈着する段階よりも以前の，重合度の低いオリゴマー状態のほうが，神経変性に強くかかわっていると考えられており，「オリゴマー仮説」として一定のコンセンサスを得ています[3]．

また，老人斑のなかでも，周囲に変性神経突起を伴うneuritic plaqueは，神経変性と密接にかかわると考えられています．初期のAβ沈着像であるびまん性老人斑（diffuse plaque）と比べ，neuritic plaqueの密度のほうが認知機能障害の程度と相関することが知られており，神経病理学的診断基準においてはNFTに加えてneuritic plaque密度の半定量的評価が重視されます[4]．

文　献

1）Braak, H., Braak, E.：Staging of Alzheimer's disease-related neurofibrillary changes. Neurobiol Aging, 16（3）; 271-278, 1995

2）Gómez-Isla, T., Hollister, R., West, H., et al.：Neuronal loss correlates with but exceeds neurofibrillary tangles in Alzheimer's disease. Ann Neurol, 41（1）; 17-24, 1997

3）Selkoe, D.J.：Alzheimer's disease is a synaptic failure. Science, 298（5594）; 789-791, 2002

4）Hyman, B.T., Phelps, C. H., Beach, T.G., et al.：National Institute on Aging-Alzheimer's Association guidelines for the neuropathologic assessment of Alzheimer's disease. Alzheimers Dement, 8（1）; 1-13, 2012

（宮川雄介，相澤明憲）

88002-117 JCOPY

Q 全身性アミロイド症患者ではアミロイドβ蛋白も蓄積しやすいのでしょうか？

アミロイドーシスは全身性アミロイドーシスと限局性アミロイドーシスに大別され，沈着する蛋白質の種類によってさらに細かく分類されています．アルツハイマー病（AD）は，アミロイドβ（Aβ）蛋白が脳に沈着する限局性アミロイドーシスの1つとされており，全身性アミロイドーシスとは別の疾患です．

全身性アミロイドーシスの中で最も頻度が高いと考えられているのは，野生型トランスサイレチンによる老人性全身性アミロイドーシス（SSA）で，剖検では80歳以上の高齢者の15～20%でみられると報告されています[1]．ADとSSAは，どちらも老化に関連したcommon diseaseであり，しばしば併存すると考えられますが，それぞれの病態の関連については報告されていません．

また近年，AD患者において，Aβが心アミロイドーシスを引き起こし，心不全の原因となることが報告されるなど，脳以外の臓器への影響が注目され始めています[2]．今後はさらにADの全身性の病態が明らかになる可能性があります．

文　献

1）Sekijima, Y.：Transthyretin (ATTR) amyloidosis：clinical spectrum, molecular pathogenesis and disease-modifying treatments. J Neurol Neurosurg Psychiatry,. 86（9）; 1036-1043, 2015
2）Troncone, L., Luciani, M., Coggins, M., et al.：Aβ amyloid pathology affects the hearts of patients with Alzheimer's disease：mind the heart. J Am Coll Cardiol, 68（22）; 2395-2407, 2016

（宮川雄介，相澤明憲）

Q　アルツハイマー病の予防のために心掛けることにはどのようなものがありますか？

先進国においては認知症患者数の増加に対応するための国家的戦略が整えられており，認知症に対する社会政策が実施されています．2017 年に発表された認知症予防についての総説では，遺伝的要因による修正できない要因が 65%，修正可能な要因が 35%とされています[1)]．そして修正可能なリスクとして，難聴，低教育，高血圧，肥満，喫煙，うつ，運動不足，社会的孤立，糖尿病の 9 つのリスク要因が人生早期，中年期，高齢期に分けて**図**のように示されています．中年期からの修正可能な要因として聴覚低下を防ぐこと，高血圧や肥満を避けること，高齢期の要因として，禁煙とともにうつ病や糖尿病を避けることや活動性を維持し社会的孤立を避けることが推奨されています．

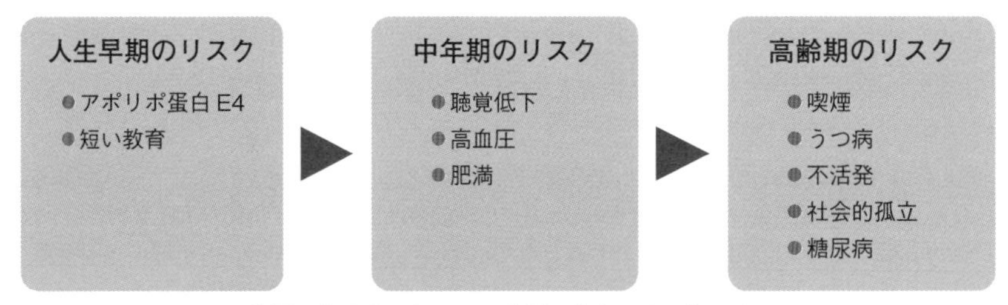

▶図　認知症を予防する修正可能なリスク

文　献

1）Livingston, G. Sommerlad, A., Orgeta, V., et al.：Dementia prevention, intervention, and care. Lancet, 390；2673-2734, 2017

（武田雅俊）

Q 難聴が認知症のリスクと言われるようになりましたが，どのような関係があるのでしょうか？

近年，難聴が認知症やうつ病へのリスクを高めることが知られるようになり，精神科領域でも注目されています．難聴は，認知症の改善可能な9つのリスク（難聴，低教育，高血圧，肥満，喫煙，うつ，運動不足，社会的孤立，糖尿病）の筆頭に位置付けられ，難聴を回避することにより認知症を9%減らすことができるとされています．

アルツハイマー病も加齢性難聴も，加齢とともに増加する障害であり，中枢神経系や聴覚系の老化過程の表現であることは明らかですが，両者の関係については以下の3通りに整理することができます．第一は，アルツハイマー病と加齢性難聴との間に共通する病理があるとする考えであり（共通病理仮説），酸化ストレスなどによる共通の病理過程が存在するという考えです．加齢性難聴者の聴覚経路にアミロイド沈着や神経原線維変化様の細胞骨格蛋白異常が観察されており，加齢性難聴とアルツハイマー病は共通の神経変性過程の結果とする考えです．第二の仮説は，聴力障害による感覚情報の入力量減少が認知機能に悪影響を与える可能性です．聴覚情報の減少により，社会参画が少なくなることなどを介して間接的に認知機能に影響を及ぼす場合も含めて考えられています（カスケード仮説）．このカスケード仮説の検討には，末梢性聴覚障害と中枢性聴覚障害を区別して検討することにより，その妥当性を考察することができますが，カスケード仮説の立場からは，当初は末梢性聴覚障害であっても，時間的な経過の結果，中枢性聴覚障害，ひいては，認知症を増悪させるという可能性が考えられています．第三の仮説として，認知負荷量仮説が検討されています．これは，聴力障害をカバーするために認知機能が費やされることにより，認知機能の発現に必要な脳機能が不十分となり認知機能低下が惹起されるとする考え方です．このような考え方は，認知予備力との考え方と共通する部分があり，限られた認知能力をどのように配分して活用するかという問題とも関係しています．このような立場からいうと，聴力障害と認知機能障害との関係を明らかにするためには，聴力を補正することにより，どのような認知機能に影響があるかを調べることが役立つと考えられます．

（武田雅俊）

Q アルツハイマー病と女性ホルモンの関係について教えてください.

男性に多い精神疾患として，アルコール依存症，薬物乱用，注意欠如・多動症など，女性に多い精神疾患として，うつ病，摂食障害などが知られています．そして，アルツハイマー病は男性と比較して女性に多いことが知られています．加齢により認知症の有病率が増えてきており，女性は男性より平均寿命が長いこともあり，認知症の有病率は女性の方が高いのですが，年齢で補正したアルツハイマー病の発症率についても女性は男性の 1.4 倍多いとされています．

認知症には大きく分けて血管性認知症とアルツハイマー病があり，血管性認知症は 80 歳以上で男性の方が多くなるのに対し，アルツハイマー病は 90 歳以上で女性が 5.8 倍多いといわれています．これまで女性にアルツハイマー病にかかりやすい原因を求めてさまざまな検討がなされてきましたが，その理由はいまだ解明されていません．

そのような検討のなかで，閉経後の女性は女性ホルモンが低値になることがアルツハイマー病のリスクを上げているのではないかと考えられました．そして，実際にエストロゲンを補充することにより，アルツハイマー病の予防に役立つ可能性や，アルツハイマー病の進行を抑える可能性について検討されました．大規模な臨床治験が組まれて，エストロゲン補充療法が認知機能の改善に役立つかどうかが調べられましたが，残念ながらエストロゲンの認知機能改善効果は認められませんでした．

ヒトの大脳半球にはもともと左右差があり，性差があります．左半球は言語性機能に，右半球は空間処理機能に分化しており，男性では左半球が大きくランク付けを伴う競争等で高い能力を発揮し，女性では大きさに左右差が少なく言語能力や安全を確保する能力が高いことなどがいわれていますが，このような脳の構造・機能の性差がアルツハイマー病のリスクと関係しているのかもしれません．

（武田雅俊）

88002-117 JCOPY

Q 認知症とアルツハイマー病は同じですか？

認知症をきたす原因は多様です．アルツハイマー病はアルツハイマー型認知症とも言い，認知症の原因の 1 つです．つまり，アルツハイマー病は認知症の一部であって，認知症と同じではありません．日本においては，アルツハイマー病が認知症の原因の半分以上を占めて最も多いため，認知症と言うとアルツハイマー病を思い浮かべる人も多いかもしれません．その他の認知症として血管性認知症（約 20％），レビー小体型認知症（約 20％），前頭側頭型認知症（数％）と続きます．その他，頻度は低いですが，他の神経変性疾患（皮質基底核変性症，進行性核上性麻痺など），内分泌・代謝性疾患（甲状腺機能低下症やビタミン B_1 欠乏症，低酸素脳症，アルコール誘発性の認知症など），感染症（クロイツフェルト・ヤコブ病，神経梅毒，HIV 関連認知症など），腫瘍性疾患，外傷性疾患，正常圧水頭症などが認知症の原因として挙げられます．認知症の発症の仕方はさまざまで，アルツハイマー病では，典型的には近時記憶の障害（もの忘れ）で発症し，徐々に他の認知機能障害や行動・心理症状（BPSD）が出現します．

（文　鐘玉，三村　將）

Q MRI により脳梗塞が多く確認されましたが，今のところ認知症症状は全くみられません．こうした患者さんには認知症の予備軍として予防あるいは治療にあたるべきですか？

無症候性脳梗塞が多発している場合，症状は目立たなくても脳梗塞の再発や血管性認知症に対する予防が必要となります．脳梗塞はアテローム血栓性脳梗塞，心原性脳塞栓症，ラクナ梗塞の 3 つに分けられます．この中でアテローム血栓性の場合は高血圧，糖尿病，高脂血症などの生活習慣病が原因で動脈硬化をきたし，脳の血管が狭窄または閉塞することで起こります．ラクナ梗塞は主に高血圧が原因で非常に細い脳の血管が閉塞することで起こります．アテローム血栓性やラクナ梗塞の場合には内服治療として抗血小板薬，心原性塞栓症の場合には抗凝固薬を用います[1)]．

血管性認知症の危険因子としては加齢，運動不足，脳卒中の既往，高血圧，糖尿病，脂質異常症，肥満，心房細動，喫煙が挙げられます．したがって，血管性認知症の予防にはこれらの管理が重要です[1)]．

文　献

1）日本脳卒中学会脳卒中ガイドライン委員会編：脳卒中治療ガイドライン 2015．協和企画，東京，2019

（樫林哲雄，數井裕光）

Q アルツハイマー病と脳血管性障害を合併した患者さんの場合，どちらに比重を置いて治療にあたるべきですか？

アルツハイマー病に脳血管障害が併存する場合，それぞれが単独でも認知症を発症しうる程度の場合は混合型認知症と表現し，単に両疾患が併存する場合はAD with cerebrovascular disorder（CVD）と表現されます[1)]．ともに両疾患に対する治療が必要となります．まずアルツハイマー病の中核症状に対する薬物治療を行います．脳血管障害には，脳梗塞，脳出血，くも膜下出血などがありますが，合併する脳血管障害の種類によって治療法を選択します．脳梗塞の場合は，脳梗塞後遺症の治療に準じて，意欲低下があれば，ニセルゴリンやアマンタジンの使用を検討します[2)]．さらに脳梗塞のタイプにもよりますが抗血小板薬などを考慮します．脳出血では血圧コントロール不良例での再発が多く，血圧を140/90 mmHg未満に，可能であれば130/80 mmHg未満にコントロールするように勧められます[3)]．くも膜下出血に対しては喫煙や高血圧，過度の飲酒の改善が重要とされ，また未破裂動脈瘤が発見された際には，脳神経外科への紹介を検討する必要があります[3)]．またアルツハイマー病と脳血管障害の両方で糖尿病や高血圧，高脂血症などの生活習慣病の管理が重要となります．行動・心理症状に関しては，脳梗塞後遺症を有する患者の焦燥性興奮や攻撃性に対してチアプリドの有用性が示されており，保険適応を有しています[2)]．

文　献

1）Attems, J., Jellinger, K. A.：The overlap between vascular disease and Alzheimer's disease—lessons from pathology. BMC Med, 12；206, 2014
2）日本神経学会監修,「認知症疾患診療ガイドライン」作成委員会編：認知症疾患診療ガイドライン2017．医学書院，東京，2017
3）日本脳卒中学会脳卒中ガイドライン委員会編：脳卒中治療ガイドライン2015．協和企画，東京，2019

（樫林哲雄，數井裕光）

Q アミロイドアンギオパチーによる認知症について教えてください．

アミロイドーシスはアミロイドと呼ばれる線維性の異常蛋白が特定の臓器や組織の細胞外に沈着して，それらの臓器の機能障害を引き起こす病態の総称です．全身性と限局性に大別され，限局性の典型が認知症を引き起こす脳アミロイドアンギオパチー（Cerebral Amyloid Angiopathy：CAA）で，アミロイドが中小血管と軟髄膜に蓄積する病態です[1)]．CAAは無症状で経過することもありますが，微小出血，脳表へモシデリン沈着，炎症性白質脳症，一過性脳虚血発作などを生じ，階段状の認知機能障害や運動障害の悪化をきたすことがあります．CAAが原因の脳出血などで認知症をきたした場合は血管性認知症と診断されますが，それ以外に，CAAはアルツハイマー病に併存しやすいことが知られています[2,3)]．

CAAの臨床診断はBoston criteriaに従うことが一般的で，年齢が55歳以上で，他の出血の原因を除外し，画像診断を用いて行われます[2)]．画像診断にはMRIのgradient-echo法やSWIなどのシーケンスを用いて，皮質あるいは皮質下に多数の出血病変を確認することが必要です．

CAAの治療については，脳卒中の病歴を持つ症例では脳卒中がない症例よりも高血圧の頻度が高いことから，生活習慣病の厳密な管理を行うことが必要です．CAAで血管壁のアミロイドβに対する自己免疫反応で急性炎症反応をきたすことがあり，急性期には副腎皮質ステロイドやシクロホスファミドなどの免疫抑制剤の投与が有効とされています．臨床診断基準でアルツハイマー型認知症が合併する場合には抗認知症薬を用います．抗凝固薬や抗血小板薬の使用は避けることが一般的ですが，心房細動を合併する場合には抗凝固療法が効果的であったとする報告もあります[4)]．

文　献

1）日本神経治療学会治療指針作成委員会編：標準的神経治療：アミロイドーシス．（https://www.jsnt.gr.jp/guideline/img/amyloidosis.pdf）（参照 2021-07-28）
2）Kuhn, J., Sharman, T.：Cerebral Amyloid Angiopathy. In：StatPearls［Internet］. Treasure Island（FL）：StatPearls Publishing；2020 Jan. PMID：32310565.
3）Arvanitakis, Z., Leurgans, S. E., Wang, Z., et al.：Cerebral amyloid angiopathy pathology and cognitive domains in older persons. Ann Neurol, 69（2）；320-327, 2011
4）Biffi, A., Battey, T. W. K., Ayres, A. M., et al.：Warfarin-related intraventricular hemorrhage：imaging and outcome. Neurology, 77（20）；1840-1846, 2011

（樫林哲雄，數井裕光）

Q どこに相談したら，認知症のことを相談できますか？

まずはどんなことでお困りになっているかによって，相談窓口は異なります．

・訪問介護やデイサービスなどの介護保険制度を希望する場合

市町村の高齢者福祉担当課などに問い合わせ，介護認定を受けます．あるいはお住いの近くにある地域包括支援センターにご相談ください．保健医療・介護に関する相談のほか，相談内容に応じて，認知症の専門医療機関である認知症疾患医療センターや認知症初期支援チームなどの関係機関とも連携しながら，適切な保健福祉サービスまたは制度の利用につながるよう様々な支援を行っています．

・認知症を診てくれる医療機関を知りたい場合

日頃から受診しているかかりつけ医に相談することがまずは第一歩です．連携している認知症専門医療機関を紹介してもらいましょう．またはお住いの地域にある認知症疾患医療センターの相談窓口に問い合わせてください．国は二次医療圏に1ヵ所の認知症疾患医療センター設置を目指しており，現在全国には約500ヵ所近くのセンターが設置されています．認知症医療の総合的支援を行う中心的役割を担う医療機関です．認知症専門医を知りたい時は，日本老年精神医学会と日本認知症学会のホームページに認知症専門医が掲載されています．

・受診を拒否している場合，受診はしているが行動・心理症状のために介護に苦慮している場合

各自治体に設置されている認知症初期集中支援チームに相談してください．多くは各自治体にある地域包括支援センターに設置されていますが，わからない場合は市町村高齢者福祉担当課などに問い合わせるとよいでしょう．具体的な活動としては，専門職が家族などの訴えにより認知症が疑われる人のご家庭に訪問し，適切な医療や介護を受けられるよう支援します．

・認知症の人や介護者との交流を希望される場合

各自治体に認知症カフェが設置されています．認知症の人やその家族が地域の人や介護・福祉などの専門家と相互に情報を共有し，お互いを理解し合う場です．詳しくはお住まいの自治体の高齢者福祉担当課，地域包括支援センターなどでお尋ねください．

また，各地域には認知症の人と家族の会が結成されており，ぜひ参加して認知症に関する知識や情報を得て当事者同士の交流を図りましょう．

（大辻誠司，内海久美子）

88002-117 JC

Q 認知症の人への接し方のポイントと話し方の注意点.

- **相手の視野に入ってから話しかける：**認識できる視野の範囲が狭くなるので，正面にいない人や物には気づきにくくなります．視界に入っていない人の声を認識するのが難しくなります．突然後ろから声をかけたり急に近づくと，いきなり何かをされたと感じてビックリしてしまうため，驚かさないことが重要です．
- **ゆったり，穏やかに，笑顔で接する（急かさず本人のペースに合わせる）：**物事の理解や判断，言葉の理解に時間がかかるようになり，周囲のスピードについていけないと混乱や不安を引き起こし，パニックになります．言葉かけや対応のスピードを落とし，本人のペースに合わせ反応をゆっくり待ちます．「待つ」ことも介護の重要な技術です．まずは返事を 3 秒待ってみましょう．
- **暮らしの場面の「わかる」「できる」を増やし，ストレスを少なくする：**本人ができないことではなくできることに着目し，本人が安心できる環境をつくりましょう．例えばトイレの場所をわかりやすいように表示したり，なじみのある場を整えたり，カレンダーや時計は見やすいものを設置するなどして見当識の低下を補います．
- **必ず本人なりの理由や背景があるため，本人を理解しようとする：**徘徊や妄想，帰宅願望などの行動にも本人なりの意味があります．例えば退職したのに「これから仕事に行く」とおっしゃる時には，本人は就労していた時代に戻っている可能性があります．このような時は，無理に鎮めようとばかりせず，本人のその時代に一緒に戻って話をすることで安心してもらうことができます．ユーモアとファンタジーを大切に接することができるとよいでしょう．
- **叱らない，否定しない（自尊心を傷つけない）：**間違った行動・意味不明な行動にも「叱らない，否定しない」ことが大切です．何度も同じ質問を繰り返してたずねられるのは不安の表出であることが多いのです．何が不安の材料になっているのかを推測して，不安を取り除く工夫をしましょう．また質問と関連のある，しかし少し異なった楽しいことを話したりすることで落ちつくことがあります．「さっきも言ったでしょう！」は禁句ですね．
- **わかりやすい言葉で簡潔に伝える：**一度にたくさんの話をされても覚えておけないため混乱してしまいます．1 つずつわかりやすく伝えて，それができたら次のことを伝えることを心がけてみてください．また，声の大きさや口調に気をつけ，大きな声でゆっくりと，穏やかな口調を心がけるとよいでしょう．
- **ボディランゲージ，道具や写真，物を使って伝える：**物事の意味や言葉が理解できないことがあるため，理解を助けるために非言語的コミュニケーションを活用するとよいでしょう．例えば，「座りましょう」と言う時には，一緒に座る動作をすることで理解を促すことができます．

（福田智子，内海久美子）

Q できることはできるだけ自分でやってもらうようにと指導されますが，具体的な方法を教えてください．

介護者が何から何まで先回りしてやってしまうことは，認知症の人のためになりません．たとえ時間がかかっても，本人ができることは自分でしてもらうという姿勢が大切です．

体で覚えた記憶（手続き記憶）は認知症がかなり進んでも覚えています．家族がした方が早く上手にできることでも，手出しはせず，じっくり取り組んでもらうことが大切です．認知症の人は，家族に迷惑をかけていることを感じとり，「申し訳ない」と思っていることが多いもの．でも何か 1 つでも役割をもっていれば，自分も家族の役に立っていることを実感し，前向きな気持ちをもち続けることができるのです．ポイントは，「実際に何ができたか」ではなく，認知症の人を「認める」ことが大切です．認知症の人は，感謝されることで，「役に立っている」「家族に必要とされている」という実感が深まります．

・認知症の人の役割の探し方

①**無理のない範囲で頼む**：洗濯物をたたむ，洗った食器を拭くなど，日常の作業を細かく分け，認知症の人に無理なくできることだけを頼む．

②**本人がもともとできることを選ぶ**：新しいことを覚えるのは難しいので，認知症の人がずっと続けてきたことや，よく知っていることをしてもらう．

③**使い慣れた道具を用意する**：掃除機よりほうきとチリとりなど認知症の人が使い方をよく知っていて，スムーズに使える道具を用意する．

④**結果を求めない**：時間がかかる，完璧にできないなどの理由で役割をとりあげないように注意．「何かをしてもらうこと」に意味があるのを忘れずに！

⑤**家事にかかわってこなかった人には得意なことを頼む**：自宅では，家事以外の仕事を探すのが難しいもの．仕事ひと筋だったような人の場合は，仕事を思い出させる話題選びや雰囲気づくりを心がける．(例：管理職だった人に部下の立場で相談し，アドバイスを求める．経理の仕事をしていた人に計算機や算盤を用意して，簡単な計算をしてもらうなど)．

・認知症の人と接するときに心がけること

①**感謝や尊敬の気持ちを持ち続ける**：認知症の人が，これまでにしてきたことを忘れない．相手への感情は態度に表われ，認知症の人にも伝わるもの．

②**健康だったころのイメージにとらわれない**：現状を否定しつづけるのは，家族全員にとってマイナス．気になる言動は，すべて病気のせいだということを理解する．

③**感謝の言葉などをこまめに伝える**：日頃から「認知症の人を認めている」ことを示す言葉をかけるようにする．「ありがとう」の言葉を心がけましょう．

参考文献

1）高室成幸監：もう限界！認知症の家族を介護するときに読む本．自由国民社，東京，2011，p.28-95

（福田智子，内海久美子）

88002-117 JCO

Q 認知症を認めたがらない父に診断・治療を受けてもらうにはどうしたらよいでしょうか？

認知症による病的健忘は，そもそも通常の健忘（生理的健忘；人の名前を思い出せないといった，体験の部分的もの忘れ）とは異なり，病識がないことがその特徴ともいえるため，認知症を認めたがらないのはもっともなことです．ただ，多くの患者は少なからず病感は抱いており，それにより本人自身が不安を感じているケースも多いため，家族もことさら強く問題視せず，本人の不安に寄り添い，認知症を受け入れる準備をすることが必要です．

そのうえで，家族から本人に，「私（家族）のために診てもらってほしい，あなたが認知症になったら困るから」と，情に訴え受診を促すほうが，後々良好な関係を保ちやすくなります．上から目線で「ぼけてきた」「困ったわね」と言われると，どうしても「ぼけてない」と抵抗するしかなくなるものですが，家族のために検査を受けた方がいいと思うことができれば，その後の検査や治療にも協力的となります．

認知症の行動・心理症状（behavioral and psychological symptoms of dementia：BPSD），なかでも興奮性の問題（粗暴，大声など）によって迷惑となっている場合は，地域包括支援センターにある「認知症初期集中支援チーム」に相談し，家庭訪問を受けることを検討すべきです．また，往診可能なクリニックに往診依頼し，BPSD を静穏化するような薬物療法を受けたうえで，改めて専門医療機関への受診・精査を促すという道もあります．

参考文献

1）上田　諭：治さなくてよい認知症．日本評論社，東京，2014
2）認知症ねっと：ユッキー先生の認知症コラム（今井幸光のコラム）（https://info.ninchisho.net/column）（参照 2020-12-01）

（三木良介，長尾喜一郎）

Q デイサービスの利用を嫌がるのですが，どうしたらよいでしょうか？

デイサービスを初めから利用したがらない場合と，通っていたのにあとから嫌がるようになった場合の 2 つのケースについて説明します．

デイサービスそのものを嫌がる人に理由を尋ねると，特に男性に多いようですが，老人向けの幼稚園というイメージを抱いていたり，人から指図されて何かさせられる所と思い込んでいたりすることがあります．また元々集団行動が好きではなかったり，認知症の自覚から自分に自信がなくなり恥をかきたくない，という思いがあったりします．また，毎週決まった時間に家から出ていくのは面倒くさい，という理由は比較的多くの人が口にします．まず「食わず嫌い」「好まない」「自信がない」「面倒くさい」など，行きたがらない理由は何かを把握し，その理由に合わせて対応する必要があります．

いろいろな通所事業所を見学してみることをお勧めします．今はそれぞれ特色をもったデイサービス事業所があります．リハビリテーション中心に器具を揃えた施設や IADL 機能を向上させるプログラムがある施設，入浴設備に特色がある施設，保育園など幼児と交流する一体型の施設などです．見学した後は「皆さんが待っている，って」と歓迎されていることを伝えるのも一歩踏み出すきっかけになるでしょう．「デイサービスの人たちを助けてあげてほしい」というお誘いから『出勤』のようなつもりで行くことができた人もいます．認知症の進行具合のため一般型ではついていくのが大変になっている場合は「認知症対応型（地域密着型）」のデイサービスを選択します．

通っていたのに途中で行くことを拒むようになった場合も，原因を探ることが大切です．誰かから言われた言葉が行く気を失せさせる原因だったり，職員の何気ない対応に，ないがしろにされているように感じたり，長時間座っているのが身体的に苦痛になったり，行けば楽しめるのに行くまでの段取りが面倒くさくなったり，様々なことが考えられます．理由をゆっくり聞いてあげてください．デイサービスからも情報を得ましょう．

利用者同士の問題であれば，曜日を変えてもらうのは一つの方法です．同じデイサービスでも曜日によって利用者が異なると雰囲気が全く違うことがあります．

ぜひ，拒む理由・要因を把握し理解するところから始めてみてください．そしてケアマネジャーやデイサービス事業所の職員の協力や応援も求めていきましょう．

（長澤かほる，水上勝義）

Q　認知症の人との旅行の注意点を教えてください．

認知症になっても旅行を楽しむことはとても有益なことです．以下の点を心がけます．

・移動や歩行は無理せず，長い距離を歩く時には普段は歩ける方でも車いすを使用することも有用です．
・できる限り毎日の日課を旅行先でも行いましょう．
・休憩時間をもち，柔軟な対応ができるよう時間に余裕をもちましょう．
・迷子になった場合を考え，最近の写真を携帯しておきましょう．また衣服に介護者の名前や電話番号などのメモをあらゆるポケットに入れておきましょう．

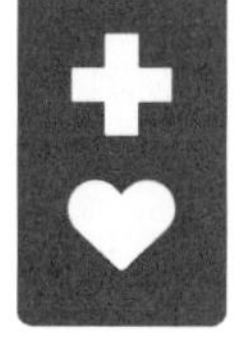

ヘルプマーク

・ご本人にとって大切ななじみのあるものを一緒に持参するのもよいでしょう．
・一緒に過ごした様子を写真に撮ると，帰宅してからのコミュニケーションに役立ちます．
・ご本人に各市町村の担当課で配布されている障害者のヘルプマークをつけておくことも有用です．

（大山千尋，内海久美子）

Q　夕暮れ症候群へのよい対応法はありますか？

夕暮れ症候群は中核症状から場所や時刻などがわからず，日が暮れて暗くなると不安が大きくなり，仕事を終えて帰宅する，家族の食事を準備するといった以前と同じ行動をとろうとするものです．いま思い込んでいることも時間をおくと忘れることがあるので，他のことに目を向け，注意を逸らせます．

また，記憶障害や見当識障害が進行し，不安や焦燥が容易に出現しやすいことを理解しましょう．状況を説明して行動を制止すると患者は否定されていると感じ，さらに混乱を招くことを周囲の人々が知っておきましょう．

・対応方法

「今の時間に食事をしておきましょう」と，テーブルを準備したり食堂に導いたりして，身体を動かしながら時間を置くようにします．また，「こちらを手伝って下さいますか」と，手を引き場面を変えてみるなどもよいでしょう．

・してはいけないこと

「ここは病院ですよ（ここはあなたの家ですよ）」と状況の説明と説得はしないようにしましょう．

（大塚恒子，森村安史）

Q　認知症の人の昼夜逆転は改善できますか？

覚醒と睡眠のリズムを司る「体内時計」．脳内ホルモンの睡眠を促すメラトニン，また自律神経等が睡眠に影響を及ぼしています．加齢の影響でホルモン分泌が低下し，高齢者の多くは寝つきが悪く眠りも浅く目覚めがちになります[1)]．認知症は脳の機能低下によるもので，体内時計の不調もさらにきたしやすくなります．

見当識障害により昼夜の区別が困難となり，日中の活動量低下に伴い昼寝が増え，夜間せん妄や，不安感や不快感を抱えている，レビー小体型認知症の場合に夢と一緒に身体を動かすなど，様々な原因が睡眠を妨げ昼夜逆転となります．

- 睡眠記録（睡眠時間や状況・朝～夕の様子）をつけ観察することが，傾向を知り改善のヒントに役立ちます．
- 生活リズムを整えるために，午前中の日光浴が体内時計の調整効果を上げ，また日中は散歩やできる仕事を活動的に行い，デイサービスやデイケアを利用し人々とかかわって身体や頭を使い，昼寝は 15 時前の 20～30 分を心掛けます．
- 睡眠環境を整えるために，適切な明るさ・温度湿度・寝具寝間着・音漏れ等に配慮をします．
- 寝る前にトイレを済ませ，痛み，かゆみなどがあれば湿布や軟膏，鎮痛薬で身体の不調を整えます．入眠 1～2 時間前の入浴が眠気を得られやすくなるという報告[2)]があり，また寝つきが悪いときに体を温めるとリラックス効果があり，ホットミルク等の温かい飲み物や足浴などで穏やかに眠れることがあります．
- 淋しさや不安が不眠の一因となることがあり，就寝前に和やかな気分になる話をゆったりと手を添え語りかけたり，安心感を与えるお気に入りの品があれば枕元に置いたりして，入眠へ誘うことも勧められます．
- レビー小体型認知症で，夢を見て暴れている場合（レム睡眠時行動障害）は，転倒や自他を傷つける恐れがあり，声掛けや体を揺すって起こすことが大切です．普段からベッド周囲に危険となるような物は置かないようにします．
- 服用中の薬の中には睡眠に影響を及ぼす場合もあり，服用時間を守ることが大切です．またカフェイン・ニコチン・アルコール・夕方以後の過剰飲水や就寝前の甘いもの（インスリン分泌がアドレナリン分泌を促して興奮が高まる為）は控えるようにします[3～5)]．

1）認知症ねっと（https://info.ninchisho.net/）（参照 2020-12-01）
2）Haghayegh, S., Khoshnevis, S., Smolensky, M. H., et al.：Application of deep learning to improve sleep scoring of wrist actigraphy. Sleep Med, 74；235-241, 2019
3）武田雅俊監：認知症知って安心！―症状別対応ガイド―．メディカルレビュー社，東京，2012
4）内山　真編：睡眠障害の対応と治療のガイドライン第 3 版．じほう，東京，2019
5）LIFULL 介護：老人ホームの Q & A 集．（https://kaigo.homes.co.jp/qa_article/）（参照 2020-12-01）

（柴田せつ子，長尾喜一郎）

Q 自動車の運転が心配です．やめてもらう方法のアドバイスをお願いします．

車体を接触させたり，慣れた場所でも道に迷ったりするようになれば認知機能の低下のため運転が危険となった徴候と考えられます．家族からすれば運転をなんとかやめてもらいたいと考えるでしょう．

ところが，認知症の人は，論理的に説明しても正しい判断ができない場合があること，自分は「できている」と思い込み問題を過小評価する傾向があること，納得したとこちらで思っても約束したことを忘れることがあります．家族が運転をやめさせるために正面から説得を試みてもぶつかるだけで，双方の関係性が悪くなってしまいます．このような場合，医療機関を受診し診断を受けることが有用です．

医療機関ではまず本人が認知症かどうか診断します．認知症と診断されれば，医師が運転の中止について本人にお話します．家族の話がなかなか聞き入られない場合でも医師が検査結果などを示しながら認知症の診断と治療の必要性，さらには運転の危険性についてしっかりと説明し免許を自主返納することを勧めると，従っていただけることが多いものです．診察を契機に家族は家で「医師が運転をとめたのだから，医師の許可がなければ運転はできない」と話せるようになります．その後もしばらくの間，外来受診のたびに本人は医師に運転の許可を求めますが，本人の心情に理解を示した上で，現在の病状で運転はできないことを医師は丁寧に繰り返し説明します．

地域によっては，自動車は生活していく上で大切な『足』であり，自動車の運転ができなくなると生活圏域が途端に狭くなり，代替の手段がなければ，生活そのものが立ち行かなくなることもあります．このため代替手段を考案して提案することも大事なことです．自主返納した人に対して各都道府県でいろいろな支援が準備されています．また介護保険を通したサービスを活用することも有用です．

自主返納に応じず危ない運転を継続する場合，医師は認知症の診断を公安委員会に届け出ることが可能です．ただし認知症の診断の届出をする際には，患者本人および家族（または介護者）の同意を得るようにします．なお，病院受診すら応じない場合，都道府県警察の免許センターに設置された安全運転相談窓口に相談すると，必要に応じて警察官が自宅に個別訪問し本人と直接面談するなどの対応をとってくれることがあります．

（長澤かほる，水上勝義）

Q 認知症の人にやってほしくないことを理解してもらうコツを教えてください.

「認知症だから，やってほしくないことがわからなくなってしまった」「やってほしくないことをされイライラする，余計な手間がかかり大変」，その結果「やってほしくないことを理解してもらいたい」という思いがあるように感じます.

心労から家族がそのような気持ちになることは理解できますが，ケアをする側の意識を変えてみることが有効なこともあります．認知症に関する正しい知識を得た上で，認知症の人が抱く不安や心情を理解し，一般の常識を一度外して考えてみましょう.

その上で「やってほしくないこと」が認知症の人にとって危険なことかどうか見極めて，危険なことは優先的に対応するとよいと思います.

・「触る，口に入れる」などによる危険は理解してもらうより先に，そばに置かないこと，手の届くところに置かないことが鉄則です.
・「物の置き場がぐちゃぐちゃになる」場合は，認知症の人が扱ってもよいもの以外は別の場所に置き場を定めておき，認知症の人用の引き出しや置き場が散乱していても目をつぶってあげます.
・「頼んだこと以外の余計なことをする」ような場合は，頼んだことを覚えていられないことが一因です．ある認知症の人は，妻から『庭の自転車を道路に出して』と頼まれたのに，乾いていない洗濯物を取り込んで持ってきてしまいました．このような時は面倒に思えても『自転車を道路に出してください』などと紙に書いて渡すと，認知症の人は書かれたものを見ながら，なんとかやり遂げられることがあります．ただし，やることを書く紙は何かの裏紙を使用しないでください．裏の文字や絵に注意が向いてしまい，何をするのか集中できなくなるからです.
・この方法に準じていますが，認知症の人にもわかりやすいように文字や絵で示した注意書きの貼り紙を部屋の中の各場所に貼ることが有効な場合もあります.

認知症の人は頼まれたことをきちんと実行したい，という気持ちはあるのに，うまく実行できず，そのことが認知症の人の自己効力感の低下や自己価値観の低下につながります．実行できるようにサポートし，うまくできたときはそれを認めてあげると自己効力感の回復の一助となるでしょう.

（長澤かほる，水上勝義）

Q 認知症の夫に「計算問題」を勧めますが拒否されます．何か頭を使うことをしてもらうにはどうしたらよいでしょうか？

認知症発症前に獲得した手続き記憶の技や文化を活用したアクティビティは，認知症が進行しても実践できます．例えば迷惑行為や便いじりがあってもゆかたを着ると上手に盆踊りができ，その間問題行動は見られないことがあります．

手続き記憶を活用したアクティビティは，何歳になっても脳の情報伝達回路は発達し，神経の機能単位が消失した後も補填・回復する脳の可塑性に働きかけます．楽しいという感情が記憶の定着に影響するとされています．

計算問題は，側頭葉・頭頂葉・前頭葉などの脳を使用します．認知症の場合，脳機能が低下するとうまくできる場面とそうではない場面があり，健常者のように蓄積することは難しいとされています．

アルツハイマー型認知症は洗面・食事・会話などの日常生活やゲームなどを集団で行うと有効とされています．やり方を忘れても他者を真似てできる場合もあります．

脳は過去に快感を得ることができた経験を記憶し，快感の有無から経験したことを「好き・嫌い」という形で区別して記憶し，好きなことはより積極的に，嫌いなことは回避するといわれています．経験から「やりがい」を感じるとドパミンという神経伝達物質が放出され，介護者から信頼されることでドパミンが放出されやる気がでます．

・対応方法

①認知症発症前から興味をもってやっていたことを一緒に行います．新しく興味を持つことを強制されると，学習能力が低下しているので苦痛となります．失敗しない体験を提供しましょう．

②脳機能訓練として，簡単な計算ドリル・折り紙・ぬり絵・日記などを活用します．サークルやデイケアに参加して，会話や行動を増やし，周囲の人々を助けたり，助けられたりします．

③長い人生で獲得した技や文化などに関する手続き記憶を活用し，歌を歌う，編み物，写経などを活用します．

④「昨日より今日はもっと」などの期待を持たず，日や時間によって変動することを認識し，「今できればよい」と捉えて無理強いしないことが大切です．

⑤脳機能訓練やレクリエーションに誘う時は，命令口調は避けて敬語を使用します．

・してはいけないこと

①「脳の訓練になるので頑張りましょう」と，介護者の価値観や思いを押し付けると，不快な刺激となって拒否される場合があります．不快な刺激は意欲を減退させます．

②「昨日はできたのに，なぜ今日はしないのですか」と追い詰めると，反論することができずに拒絶や怒りの感情を誘発し，さらなるトラブルの元になることがあります．

（大塚恒子，森村安史）

Q 認知症の夫は以前にも増してプライドが高く怒りやすくなりました．どのように対応したらよいのでしょうか？

認知症によってさらなる前頭葉機能低下がみられ，感情や自制が欠如している状態ですが，本人のプライドは維持されているのでつじつま合わせをするために，周囲はネガティブな感情を抱いてしまいます．

新しく経験したことを記憶しておくことが困難となりできごとそのものを忘れるので，周囲の人たちとトラブルが生じます．一見会話は通じているようにみえますが，記憶障害があるので「聞かされていない．自分は悪くない」と周囲を責めることがあります．

中核症状によって今までできていたことができなくなり，前頭葉機能の理性が低下して怒りとなります．怒りの背景には喪失感や不安があることを理解し，攻撃的な場面ばかりに焦点化せずに，表現できない心理面の配慮が必要です．

良質な睡眠により昼間に経験した「嫌な記憶や感覚」が消えるとされています．心の平安を得るために昼間の活動性は大切です．

・対応方法

①誤った認識や判断に対して，「間違っているのはあなたです」と指摘，訂正や修正はせずに，「ちょっとこっちを手伝ってもらえますか」と，目線を変え，身体を動かして気分転換を図ります．失敗しても責めず，手間がかかっても一緒にやることが重要で，出来たことを誉めましょう．

②家庭内や社会でできることは役割を持たせ，日常生活技能を維持するよう努めます．長い人生にやってきた「食器を洗う，洗濯物をたたむ，掃除をする」などをやってもらいましょう．

③つじつまの合わないことがあっても，指摘せず「いやなことを言ってすみません」「手伝っていただいてありがとうございます」などと快刺激を与えます．

④生活リズムをつけ，便秘や皮膚掻痒感，持病などの体調管理に配慮します．

⑤認知症発症前に興味を持っていたことを介護者と一緒に行いましょう．学習能力が低下しているので新しい体験は苦痛となります．プライドを傷つけないように失敗しない体験をさせるようにします．

⑥段取りがたてられない，段取りよく行動できない実行機能障害には，「家に入ったら玄関の鍵をしめる」などの手順を紙に書いて視覚的刺激を活用します．

・してはいけないこと

①「私や子どもたちがしますから心配しないでください」と，遠ざけたり拒絶しない．

②理論的に説明したり，説得はしない．

（大塚恒子，森村安史）

Q 力の強い認知症男性に殴られトラウマになりました．殴るには理由がある，介護方法が悪いのではないか，認知症だから仕方がないなどとも考えますが，実際，認知症の人の暴力にどのように対応したらよいでしょうか？

認知症原因疾患により暴力の背景は異なります．

・アルツハイマー型認知症

中核症状の進行によって介護や会話の内容が理解できず，確認する言語能力も低下しているため不安や混乱を生じ暴力につながります．介護者の言動の制止や説得は，理解ができないために否定されている，疎外されていると捉え不快な刺激となり暴力となることもあります．間違った認識や解釈を指摘や修正，説得することは避け，介護者の思いや価値観を強要せず，笑顔で常に敬語を用い，こちらから謝る態度で「嫌なことをしてすみません」「協力していただきありがとうございます」などの対応をします．暴力が強い時は，一時その場から離れ介護のタイミングをずらします．介入時は必ず声かけをするようにします．

・レビー小体型認知症

しっかり記憶している時と話しかけても応答がないという認知機能の変動が１日の中で何度も起こります．この変動時に幻視や妄想，人物誤認，見当識障害があるために，食事や排泄などの介護に対して激しい恐怖があり拒絶的な暴力行為となることもあります．認知機能の変動を見極めて，しっかり記憶している状態の時に介護を行います．話しかけても応答がない時は，静かな部屋で他者を遠ざけ１対１で対応し，介護のタイミングをずらします．

・血管性認知症

脳梗塞や脳内出血の脳血管障害に伴う感情（調節）障害が強く，易怒性，易刺激性，衝動性が高くなります．記憶力が比較的保持されているため，尊厳を欠いた対応には敏感に反応して暴力となることがあります．病前の性格や職業を把握して，命令口調は避け敬語で接しましょう．日常生活援助は，実行機能障害がみられ，段取りがたてられないので，一緒に行いながらできる部分は本人に任せて自信を持ってもらえるよう配慮します．

・前頭側頭型認知症

初期から人格の変化をきたし社会的な態度の変化がみられます．自己中心的，非協力的で衝動のコントロールができず，易怒的で無分別な行動をとり，反省を促しても無意味で，人や物があっても同じコースを徘徊するなどのワンパターンな行動を示し，制止すると暴力をふるいます．周囲の影響を受けやすい（被影響性）やワンパターンな行動（常同症）を活用して，１対１で接します．食堂や風呂場に導こうと強引に手をひくと，恐怖心から暴力となるので手を引っ張らないようにします．自分勝手な言動が多いようですが，叱ったり謝罪を求めたりはしないようにしましょう．

（大塚恒子，森村安史）

Q 認知リハビリテーションはどのような症状に対して有効なのでしょうか？

認知リハビリテーションの介入は，認知症の人への介入と介護者への介入に分けられます．認知症の人への介入で代表的なものは，認知刺激療法，運動療法，音楽療法，回想法などがあり，多くは軽度～中等度の方が対象になっています．

認知症の人の認知機能にはたらきかける介入には様々な方法があります．Clare[1]らは，認知刺激療法，認知トレーニング，認知リハビリテーションの 3 つを分けています．特に認知刺激療法は認知機能障害に対する有効性が高いと考えられています．また運動療法は日常生活活動の改善に有効です．音楽療法は認知症の行動・心理症状に対して効果があると考えられています．回想法は個人療法で気分，幸福感，認知機能に有効とされ，集団療法はうつ症状の改善の可能性があります．しかし，様々な種類の認知リハビリテーションはまだエビデンスに乏しく，今後は質の高いエビデンスが求められています．

臨床場面では，認知症の人の個別性に合わせた介入方法の選択が重要と考えます．

文　献

1）Clare, L., Woods, R. T.：Cognitive training and cognitive rehabilitation for people with early-stage Alzheimer's disease：a review. Neuropsychol Rehabil, 14；385-401, 2004

（大山千尋，内海久美子）

症状・対応・介護編

Q 食事をしたことを忘れてしまいます．

食べたばかりなのに「食べていない」と言い張るのは，食べたことを覚えていないことや満腹中枢の問題が考えられます．

「さっき食べたでしょ」は意味がなく，かえって本人をいらいらさせてしまいます．「今，支度をしているのでこれを食べて待っていてください」とフルーツやローカロリーの食物を渡すのがよいでしょう．大勢で食事をする場面では，早く食べ終わっても下膳させず，全員が食べ終わるまで食器もそのままで食卓にとどめれば，「食事をまだしていない」と要求することを回避できます．夜中に食べ物を探し回る場合，食卓におにぎりなどを置いておくと，それを食べて比較的すみやかに床に戻ることがあります．このような過食の状態はずっと続くことはありません．また体重はそれほど増加せず，血液検査上変化がみられることも多くはありません．通常は上記の対応をしている間に過食の言動は次第にみられなくなるものです．

（長澤かほる，水上勝義）

Q 認知症の人の食事を介助するコツを教えてください.

認知症の原因疾患や認知症の進行度によって対応は若干異なりますが，ここではしばしばみられるケースを挙げてコツを説明します.

・次から次へと口に入れてしまう場合，喉に詰まらせる危険があるので，目の前の器に少量ずつ盛り付けて，食べきったらまた少量を盛り付けるようにします.

・手にもった茶碗のご飯しか食べない場合，おかずを取って食べてご飯を食べる，という交互に味わうことが理解できなくなっています．ご飯の上に少しずつ，おかずをのせてあげてご飯茶碗に集中できるようにします．また 1 品だけを食べ，他には全く手をつけない場合，ワンプレートに盛りつけるか，一品ずつ提供するとよい場合があります.

・自分からみて片側（特に右側）のお皿のものしか食べない場合，左半側空間無視の場合このような状況が認められます．食事が認識できる範囲まで，皿やトレイを右に移動させます.

・うまく口に運べずポロポロこぼすことが多い場合，パーキンソン症状などの身体機能の問題や視空間認知障害のため距離感がつかめないことから口まで食べ物をうまく運べなくなります．テーブルの上に適度な高さの台を置き，その上に食器をのせて口までの距離を短くする方法があります．肘も台に乗せられると楽になるようです.

・すぐ食べるのをやめてしまう場合，お腹が満たされてなくても，食べることに集中できなかったり疲労感や眠気から食べるのをやめてしまうのかもしれません．盛り付けされているものを全部食べてもらうことは目標ではありません．ただし食事に集中できる環境を用意し，また疲労感や眠気がみられる場合，不眠の影響や睡眠薬など薬剤の影響の可能性も検討します.

認知症が進行すると次第に食事への認知や関心が低下します．味や香りがはっきりした物を提供したり，ペースト食など一目でメニューがわからない場合，言葉の理解が不十分であるとしても，どんな料理なのか，どんな味がするのか，簡単に説明するのがよいでしょう．おいしく食べてほしい，という雰囲気を作ることが大切です.

認知症が進むと姿勢も崩れやすくなりますが，やはり食事の時の姿勢は大事です．背もたれに寄りかかるとむせや誤嚥を起こしやすくなりますので，幾分前かがみになるよう，座位姿勢は足底がしっかり床につくように保持してください．食後は口の中に残渣があるかどうか確認し口腔ケアをきちんと行うことも大事です.

（長澤かほる，水上勝義）

Q 食事を手づかみで食べるのをやめてもらう方法を教えてください．

食事を手づかみで食べる場面に遭遇すると「食事は箸などを使って食べるもの，手づかみは汚いし下品な行為」という『常識』から「そんな食べ方はやめてほしい」と思うものです．

手づかみで食べる理由として，身体の機能障害で箸などの食事道具が使えなくなったほかに，失行のため使い方がわからない，失認のため道具を認識できない，早く食べたい衝動から手づかみで食べるなどいくつかの可能性が考えられます．このような理由から手づかみで食べざるを得ないことがあることを知っておく必要があります．その上で対応策として試みるとよい方法を挙げてみます．

箸を認識できていない場合や早く食べたい衝動が強い場合は，箸を先に持ってもらってから料理を出すことが有効なことがあります．認知症で道具がうまく使えなくなった時，その機能を取り戻せるかどうかは，作業療法士など専門職に相談するのもよいでしょう．手指の細かい動作が苦手で箸がうまく使えない場合，スプーンなどより扱いやすい道具を用いるようにします．細かい動作が苦手でも使いやすい箸など，様々な食事用品が販売されていますので，それらを検討するのもよいかもしれません．

スプーンなどの使用も難しくなった場合，サンドイッチやおにぎりなど，手づかみで食べてもよいメニューに変更する，形状にする，危なくないように細工してピンチョスのように刺してあるものを食べるなど工夫するのがよいでしょう．汁物やルーなど温度が高いものに手を突っ込まないように注意して見守ること，あるいはこのような物だけは摂食介助をすることも必要になってきます．

認知症ケアの基本は「有する能力に応じて自立した日常生活が送れるように支援すること」（介護保険法等）です．上手に箸やスプーンなどが使えなくても無理強いせず，きれいに食べることより自分の力で食べることを第一に考えます．

極論ですが，外国には指を使って食べることが普通の習慣となっている国もあります．何より，手づかみであっても自分の力で食べることができる，というおおらかな視点への転換が，介助する人にとっては「こうあるべき」からの脱却になり，気持ちが楽になるケアにつながります．

（長澤かほる，水上勝義）

88002-117 JCOPY

Q 父親が 84 歳で認知症と診断され，86 歳で転倒し入院．入院後，食欲がなくなり，経口摂取が困難となり，胃ろうにしたところ，元気を取り戻し，認知症で胃ろうの患者を受け入れる施設に入れました．今後どうなるのでしょうか？

・胃ろうの必要性

食事の興味が消失し，食事摂取の意味も認識できなくなって，食物を口唇に触れても開口せず，口腔内に入れても咀嚼せず，飲み込もうとの嚥下意欲がなくなり，誤嚥の危険性が高まると，栄養や水分補給のために，胃ろうや経鼻経管栄養の処置が必要となることがあります．認知症が進行して末期になり，嚥下機能が退化して全く嚥下ができない状態（仮性球麻痺）になってしまうと，胃ろうや経鼻経管栄養は外せなくなります．

・胃ろう造設後の経過

①認知症末期になると，大脳の機能が全廃するために，発語機能がなくなり言語でのコミュニケーションが取れず，運動機能が消失し寝たきりとなり，仮性球麻痺のために嚥下機能が退化します．大脳は萎縮しているので，治療やリハビリテーションによって寝たきり状態や食事摂取が回復することはありません．

②末期の仮性球麻痺ではなく，一時的に食べる意欲がなくなったため胃ろうや経鼻経管栄養の処置を取り，栄養や水分が補給されて元気になって，再度経口的な食事摂取が可能となるケースもあります．

・お尋ねの事例の経過について

一時的に経口摂取が困難な状態であったのか，嚥下機能の咽喉頭反射が低下して回復が困難な状態かの見極めが必要です．

仮性球麻痺の状態であるならば，認知症末期のレベルとなり，肺炎や心不全などの身体合併症を発症する危険性が高いので，身体合併症を予防し生命維持機能を良好に保つことにより，事例によって異なりますが数ヵ月から数年，5 年以上の生存もみられます．

身体合併症を予防するために，補助食品や水分を補給して低栄養や脱水を予防し，褥瘡を防ぎ清潔を保持します．生命維持機能を賦活するために，生体リズムを整え夜は睡眠がとれる環境の調整，昼間は日光浴や窓際で過ごし，集団の場に参加するなどで刺激を与え，関節可動域のリハビリテーション，ベッド座位や車いす座位により臥褥状態を可能な限り予防します．

（大塚恒子，森村安史）

Q 認知症による異食の理由と対応方法を教えてください.

認知症の行動・心理症状（behavioral and psychological symptoms of dementia：BPSD）の1つに，異食行為が挙げられます．異食とは，食行動異常のうち，食べ物以外のものを口に入れて食べてしまう行為です．その機序としてはいわゆる失認（食べ物として誤認してしまっている）によるものと，口唇傾向（oral tendency；何でも手当たり次第に口に運んでしまう）によるものとに分けられます[1)]．前者は両側後頭葉，後者は両側側頭葉の障害とされますが，いずれの場合も対応は難しくなります．薬物療法としてはブロナンセリンが有効であったとする1例報告[2)]はありますが，確立したものはなく，臨床上は介護的対応が主となります[3)]．

・薬品やタバコ，ボタン電池など，消化管に入ると危険な物は本人の目に触れないように片づけます．生花を食べることもあるので，毒性のある植物（スズラン，スイセン，アジサイ，スイートピーなど）は飾らないようにします．
・すでに口にしてしまっている場合は，きつく叱ったり無理やり取り上げたりせず，落ちついて話しかけ，代わりに何か食べられるものを渡し，交換のような形で手放してもらいましょう．
・徘徊してカロリー消費し空腹になっている場合もあるので，おやつを増やすなどで摂取カロリーを増やすことも検討します．

文　献

1）山口晴保：BPSDの定義，その症状と発症要因．認知症ケア研究誌，2；1-16，2018
2）大川慎吾，大植正俊：アルツハイマー病の異食行為にblonanserinが著効した1例．精神医学，55(6)；565-568，2013
3）武田雅俊監：認知症知って安心！―症状別対応ガイド―．メディカルレビュー社，東京，2012

（三木良介，長尾喜一郎）

Q 最近，母が外出したがらなくなり，いつも同じ服を着ているようになりました．認知症でしょうか？

「外出したがらない，同じ服を着る」ことが，加齢による生理的反応，軽度認知障害（MCI），認知症，高齢期うつ病によるものかの区別をしましょう

軽度認知障害（MCI）は年齢相応以上の認知機能低下がみられ，本人か家族からのもの忘れの訴えがあり，そのもの忘れは年齢や教育レベルだけでは説明できないほど強いとされています．しかし，記憶障害以外の認知機能は正常な状態であり日常の生活動作は自立しています．未来のいつに，何を行うかの記憶である展望記憶に障害があります．また，外出するのが面倒，外出時の服装に気をつけない，同じことを何度も話す，小銭の計算が面倒でお札で払うことが多い，手の込んだ料理を作らなくなり味付けが変わった，車をこすることが増えたなどといった変化がみられることがあります．この時期に適切な治療を行えば，認知症を予防し，発症を遅らせることができることもあります．

加齢による生理的反応として，前頭葉の機能低下により，自分への関心が欠如して，身だしなみに関心がなくなり同じ服を毎日着たり，髭を剃らなかったりといったことがみられます．また，無気力となり，日常の活動や身の回りのことへの興味が低下し，努力や気晴らしをしなくなり，さまざまな事柄への関わり合いが減少します．

認知症の場合は，中核症状の実行機能障害から服を選び着替えという段取りがたてられなくなります．また，見当識障害があると時間や場所がわからないので出かけることができなくなります．

高齢者のうつ病は，加齢自体がうつ病の発症要因とされ，発症頻度が高い病気です．高齢期うつ病の要因の 1 つに認知症があげられ，認知症とうつ病の鑑別は容易ではないこともあります．うつ病から思考や行動が抑制されるために，外出したがらず同じ服を着る状況となります．

加齢による生理的反応，軽度認知障害（MCI），高齢者のうつ病と認知症の鑑別が必要です．

（大塚恒子，森村安史）

Q 認知症の妻の収集癖を止めさせる方法があれば教えてください.

認知症の人にとって認知機能障害以外にも社会的役割，居住環境の変化などによって生活全般においてわからなさが生じ，物を所有することが安心感となり，収集癖に通じるといわれています．認知症による収集癖はある価値観に基づいて物を集める過程と，捨てる過程の両過程に障害をきたしていると考えられています[1]．

収集段階では公共の物品であったり，他者とのトラブルを生じることもあり，保管方法では生活環境の衛生維持ができないなどの問題が生じます．当事者にとって，収集は「今の生活に必要なもの」を「自分あるいは身近な人のために」と認識して収集し，「自分が管理できる場所」に保管するという欲求に基づいた行動であることが観察されています[1]．

集めたものが当事者にとっては有用な物品であり，決して無価値で無目的な物品の収集ではないということを踏まえ，軽度の場合は自分で保管・管理できていても「蓄積している場合にのみ」回収，さらに常に身につけているときは脱衣時に回収するなど「認知障害に応じた介入をすることが肝要」です[1]．身の回りにあるものがなくなってしまい，自分のものを持っていこうとすると制止され，どれが自分のものであるかわからないという感覚にあると考えられるため，部屋を「整理整頓」し，「自分のものはどれで，どこにあるかがわかるような支援」が大切です．また，排泄後にペーパーを渡すなど「当事者が集めているものを手渡す」「ほしいものを提供すること」は当事者がサポートを受けられるという安心感を高めることにつながります．さらに集めるという行動を制止すると不安が増し，さらなる収集が生じる可能性があります．

取り上げるという方法は当事者の感情への影響が強く，後々まで取り上げられたという悪い記憶として残るため，こちら側の一方的な説明で行動を変えようとするのではなく，「安心につながるかかわり，当事者の言葉に耳をかたむけ，望み，訴えを理解するように努力し，関心をもつという姿勢」が大切です．当事者が認識できる言葉を使ってゆっくり説明をしながら，最終的には必ず回収に応じてくれるだろうと考えて，納得を得ることが大切です．また，「落ちつく場所の確保」「不安が減少するような服薬調整管理（薬剤の変更，中止，減量）」[2]も大切です．

文　献

1）半田陽子，高山成子，大津美香ほか：認知症高齢者の収集癖に関する研究．人間と科学，6（1）；115-124，2006
2）加藤裕子，多賀　努，久松信夫ほか：認知症の行動・心理症状（BPSD）と効果的介入．老年社会科学，34（1）；29-38，2012

（横小路美貴子，長尾喜一郎）

Q お金をしまったことを忘れてしまいますが，よい対応法はありますか？

健常者と認知症の記憶障害の違いを知りましょう．健常者の記憶障害は，体験の一部分を忘れ，もの忘れの自覚があり，日常生活に支障はありません．一方，認知症の記憶障害は，体験全体を忘れ，もの忘れの自覚がなく，もの忘れは進行性で悪化し生活障害が起こります．「いつ・どこで」使ったのか，どこに置いたのかという体験そのものを忘れるので，「ない」という現実を前にして，思い出せないために混乱します．

記憶障害は認知症の必須の症状であり，「お金をしまったことを忘れる」ことは避けられない症状であることを知っておきましょう．お金のことを議論せず，支障がみられる日常生活に介入して意識や目線を変えるようにします．

中核症状の見当識障害からお金をしまった場所が探せない．実行機能の障害から探すことができず，失語により尋ねることができない．失行からしまう手順や探し出す手順を忘れ，失認によって見ている・聞こえていることが何かわからないためにお金を探し出せないことを理解しておきましょう．

認知症発症前の趣味や興味のあるものを活用したレクリエーションは，お金以外に目線を変えて気分転換が図れます．楽しいという体験が猜疑心や混乱を安定させます．また，簡単なことを役割として日常化することで自信が回復し，お金の執着心が軽減することもあります

・対応方法

①「一緒に探しましょう」と探索行動をとり，日常的にしまう場所を提示して，「あってよかったですね」と，お金が見つかったという現実を確認します．

②収納場所を決めて収納する行為を一緒に行います．認知症が進行すると苦痛となるので強要はしないようにしましょう．

③お金を取り上げるのではなく，認知症者がお金を使用しなくてもよい環境を調整します．

④訴えのあるたびに，現実を示し目線を変えて注意をそらす対応をします．

⑤認知症発症前に興味のあったことを一緒に行い，できたことを誉めましょう．

・してはいけないこと

①「あなたが置き場所を忘れたのでしょう」という指摘は，事実にないことと捉え，否定されている・バカにされていると受け止め，混乱させて暴言・暴力などに発展するため控えます．

②「お金のことばかり言って，私たちが盗るはずがないでしょう」と事実を伝えると，記憶障害があるので指摘されていることが理解できず，理性が低下しているので，暴言・暴力となり収拾できなくなるので控えます．

（大塚恒子，森村安史）

Q 88歳の母は今まで健康でしたが，最近，私ども夫婦が家を購入し，母もその費用を負担してからお金にうるさくなり，いつもお金の心配をするようになりました．認知症なのでしょうか？

・高齢者の年齢相応の反応と認知症の区別

認知症は，記憶障害，時間・場所・人物の見当識障害，段取りを立てたり順序よく行動できない（実行機能障害），言葉の数と意味を失う（失語），服の着方やトイレの使い方などを忘れる（失行），熟知した場所で道に迷う（失認）などの中核症状がみられ，日常生活や社会生活に支障をきたします．認知症者がお金にこだわるのは，お金の所有金額や管理場所など関係することを忘れて思い出せない，探せない，探す手順がわからない，言葉にして尋ねられないなどから日常生活や社会生活に支障をきたしているからと考えられます．

加齢に伴う年齢相応の反応は，社会的な役割や経済的状況の変化，健康喪失，家族や友人との離別・死別の喪失体験，環境の変化などに対して，うまく対応できず，もの忘れ，こだわりや怒りっぽくなるなどの性格の先鋭化がみられます．脳が萎縮して起こる中核症状とは違い，環境の調整や適切な対応で改善が図れます．金銭のこだわりが強くなるのは，金銭にかかわる現状の認識が誤っており，将来の見通しが柔軟にできないためです．

・高齢者年齢相応の反応

加齢に伴って脳は老化していきますが，その中でも前頭葉は顕著な機能低下をきたします．前頭葉は人間らしさの象徴となる知性・記憶・思考などに関係した部位で，理性も司っています．前頭葉が機能低下を示すと，状況の理解が困難となり，段取りを立てたり，段取りよく行動したりすることができなくなります．他者の考えや感情を推し量ることが苦手となり，体験したことや会話の内容を忘れ，いつ・どこで・何をするという展望記憶が一時的に障害されます．また，ストレスに脆弱となり，短絡的に相手の気持ちを考えずに言語化し，感情のコントロールができなり，今までと異なった様相を呈し認知症と混同します．

・対応方法

①今まで行ってきた日常生活や社会生活ができなくなっていないかを判断して，認知症か否かを鑑別します．

②お金にまつわる会話には，否定せず「お金は大事ですね」などの共感を示し，その後はお金に関する会話は避け，「一緒に買いものに行きましょう」「洗濯物の取り入れを手伝って下さい」と現実に目を向けて目線を変え，身体を動かして注意をそらします．

③話を否定し論理的な説得をすると，前頭葉機能低下があるので混乱し，ヒートアップして話が逸脱します．また，やんわりと遠まわしに言うと誤解を生みやすいので，必要なこと一つに絞り，余分なことを言わないようにします．

（大塚恒子，森村安史）

Q 認知症の人の金銭管理について教えてください．とくに独り暮らしの場合の注意点も教えてください．

独り暮らしの認知症の人の金銭管理や資産を守るために，２つの制度があります．

・日常生活自立支援事業

認知症高齢者などで判断能力が不十分な方が，地域において自立した生活が送れるよう，利用者との契約に基づき福祉サービスの利用援助等を行うものです．実施主体は，都道府県・指定都市社会福祉協議会（窓口業務等は市町村の社会福祉協議会等で実施）です．サービス概要を以下に示します．

・福祉サービスの利用援助
・苦情解決制度の利用援助
・住宅改造，居住家屋の貸借，日常生活上の消費契約および住民票の届出等の行政手続に関する援助等
・預金の払い戻し，預金の解約，預金の預け入れの手続等利用者の日常生活費の管理（日常的金銭管理）
・定期的な訪問による生活変化の察知

・成年後見制度

本人の利益のために，本人に代わって契約に同意したり，取り消したり，代行する，「後見人」を選出する制度です．後見人には大きく分けて，本人が決定する「任意後見人」と家庭裁判所が決定する「公的後見人」があります．

「任意後見人」は，健康なうちに，あるいは認知症になっても理解力がある段階で，後見人を頼んで任意後見契約を結びます．この契約は公正役場に行って，正式の公正証書にする必要があります．任意後見人が契約に基づいた代理権を行使するのは，家庭裁判所が任意後見監督人を選任したあとになります．任意後見監督人は，任意後見人が本人の能力低下後も契約どおり誠実に後見活動をしているかを監督します．ただし，任意後見人には，原則として代理権しかないので，本人が勝手にしてしまった契約をあとから取り消したり，訪問販売で買ってしまった不要品を返すというようなことは困難です．

本人の不適切な経済行為による資産の損失を防ぐには公的後見制度のほうが有効です．「公的後見人」は，配偶者や四親等以内の親族，身寄りがなければ市区町村長などが家庭裁判所に申立をすることができます．家庭裁判所が認知能力や判断能力に応じて，「補助」「補佐」「後見」の３種類の後見人を選任します．制度の理念は，本人の自己決定を尊重し，生活を保障することです．専門家のアドバイスが役立ちますので，司法書士会や弁護士会に相談しましょう．

（福田智子，内海久美子）

Q 入浴拒否への対応を教えてください．

認知症が進行すると介護や会話の内容が理解できず，確認することもできなくなり入浴などの拒否につながります．しかし，執拗に関わらなければ短時間に消失するのでタイミングをずらします．入浴という段取りや手順がわからず不安となって拒否するので，「服を脱ぎましょう，身体を洗います」などの一連の説明を続け，羞恥心が強い時は異性の介護者を外す配慮や，入浴は快感が得られる一方で疲労感も強いので手際よく行う必要があります．

入浴を拒否する心理的背景には，羞恥心や恐怖心，面倒・しんどい，入浴の目的そのものがわからないなどがあります．入浴を拒否する病態や心理的背景を考えずに一方的に行うとさらに拒絶を招くことになります．

「良い介護者でありたい」「もっと役に立ちたい」という思いによって必要以上に介護を提供しようとすると，介護者の価値観を押し付けることになります．ときには距離をとり客観的にみることも必要です．

・対応方法

①拒否が強い時は無理強いせず一時その場から離れタイミングをずらします．また，かかわるときは必ず声かけをしてかかわります．笑顔で敬語を用い，優しくゆっくりとかかわるようにします．
②興味のあるアクティビティ（歌を歌う，季節の話をするなど）を行い，落ちついたところで入浴に誘導してみるなどの工夫をします．
③介護者側の都合ではなく，患者のペースを配慮し入浴のタイミングを見極めます．
④入浴拒否の背景を推察しましょう．

・してはいけないこと

①入浴の効果を強く説明・説得すると，患者の「入浴したくない」という思いを拒絶することになり，対応がますます困難となります．
②「今日は絶対に入ってください」と，無理やり手をひき脱衣場に導いたり，逃げられないようにしたり，無理やり脱衣場に鍵をかけるなどは，道徳的・倫理的に問題があるので行ってはなりません．
③数人で押さえつけて入浴を実施すると恐怖を増強させることになります．

（大塚恒子，森村安史）

Q 夜間のトイレ介助について，よい対応方法があれば教えてください.

認知症の人が夜間頻回にトイレに行く場合，加齢が原因なのか，それとも認知症の症状が原因なのかを見極める必要があります．そして，その原因に沿って対策を考え対処します．

①加齢が原因の場合

60 歳代以上で夜間に 1 回以上トイレに行く人は，約 8 割です．高齢になると寝つきが悪くなって眠りが浅いうえに，排泄機能も低下します．そのため，膀胱に尿がさほど溜まっていなくても尿意を感じ，トイレの回数が増えます．

昼夜ともに頻尿がある場合，就寝前にコーヒーやお茶など利尿作用のある飲み物を控え，布団に入る前には必ずトイレに連れて行きましょう．また，日中に体に溜まった水を出すことも大切で，就寝する 2〜3 時間前に入浴するなどで代謝を高めます．ただし，高齢者は老化によって水分が失われやすくなっており，水分が足りなくなると血液の流れが悪くなり，意識障害が起こりやすくなるため，結果として認知症の症状が悪化することになるため日中は水分摂取を心がけるようにするとよいでしょう．

②認知症の症状が原因の場合

認知症を患っていると，もの忘れがある不安感や，場所や時間などがわかりにくくなる見当識障害が起こります．そうすると，昼と夜の区別がつきにくくなり，日中に寝すぎてしまい，夜に眠れなくなります．また，光や音に敏感になって起きてしまう場合もあります．認知症の人の場合は，目が覚めると尿意がなくてもトイレに行きたがることがあります．これは念のために行っておくというよりも，トイレにいつ行ったのかがわからない不安感によるものともいわれます．昼夜が逆転している場合，夜によく眠れるように生活リズムを整えることが大事です．午前中に散歩をしたり，カーテンを開けて太陽の光を浴びたりして，体内時計を刺激するとよいでしょう．明るさは認知症の人に安心感をもたらすため，部屋の中を明るくするのもよいでしょう．また，毎朝決まった時間に起きて着替えて，食堂に移動して朝食をとるという規則正しい毎日を送ることで生活にリズムが生まれます．昼寝をする場合も，寝すぎないよう 1 時間ほどで起こすようにします．本人ができる仕事をしてもらったり，デイサービスやデイケアを利用したり，本人の好きなことや趣味を取り入れた活動など，取り入れやすいものを検討して日中は活発に動いてもらうことも大事です．

（清家正人，長尾喜一郎）

Q 認知症の母が汚物をタンスの中にしまいこみます．よい対応法はありますか？

不要と思われる日用品を捨てずに押し入れやタンスにしまい込み，不用品を溜め込む行為は，認知症や認知症以外の高齢者にみられることがあります．

夫や妻など重要な人との離別・死別による喪失感，一人暮らしを余儀なくされ，社会から孤立するさみしさ，役割の喪失などが要因となります．また，こだわりに強い性格から加齢によって変化する環境に適応できなくなることも関与しているとされます．さらに加齢に伴う活動性の低下から，整理や捨てる一連の動作が面倒になるためこのような行動が起きると考えられます．

認知症中核症状の記憶障害によって汚れた物をしまい込んだことを忘れ，実行機能障害から汚れた下着を着替えて洗濯機に入れるなどの段取りが立てられず，見当識障害によって処理した物を適切に置く場所が探せない（洗濯機やバケツなど）などが生じます．失行により汚染した下着を着替え洗濯機などに入れる手順を忘れ，失認から見えているけれども物を認識できないなどが関係しています．

羞恥心があり家族に知られないように処理しようとするものの，実行機能障害や失行によってうまく対応できず，日常的な行動として使い慣れているタンスにしまい込むということが起きます．

認知症発症前の趣味や興味のあるものを活用したレクリエーションは，目線を変えて身体を動かすことで自信を回復させることができ，孤立感や喪失感の軽減が図れ，二次的に汚染物の収集を少なくさせることがあります．

・対応方法

①汚染されていないものと交換します．
②汚物を収納する場所や物をタンス以外に準備します（蓋つきバケツなど）．
③日頃から物の整理や処理を一緒に行います．
④認知症発症前に興味のあったことを一緒に行い，できたことを誉めましょう．

・してはいけないこと

「タンスにどうして汚い物を入れるのですか」「何回言ったらわかってもらえるのですか」など，汚い物を収納する非常識さや迷惑行為を指摘し，介護者が認知症者の尊厳を傷つけることは，否定されている，バカにされていると受け止められ暴言や拒絶，介護抵抗など周辺症状を発症するなど，さらに対応を困難にすることがあります．

断りなく汚物を片づけたり，タンスに鍵をかけたり，タンスそのものを排除したりすると，物への執着があるので喪失感や不安が増強する場合があります．

（大塚恒子，森村安史）

Q 部屋や玄関での排泄は，どうしたらよいでしょうか？

尿意・便意はあっても，トイレの場所がわからない（見当識障害，失認）ことによってトイレまでたどりつけず失敗したのか，段取りを立てられず下着を下げて便座に座り排泄することができない（実行機能障害），トイレの使い方がわからない（失行），尿意・便意を訴えられない（失語）によるものかなどの原因を考えます．

中核症状によるものと考えられれば一緒にトイレに入って介助し，患者ができていること，援助が必要な点を検討します．

排泄の一連の動作を言語化することで，排泄動作を再習得することができます．

トイレの場所に目印をつけることで見当識障害の改善につながります．

部屋や玄関の排泄物を処理せずに放置することは，羞恥心や自尊心の喪失につながる場合もあり，直ちに処理します．わからせようと放置することは虐待につながります．

部屋や玄関での排泄物を見せて指摘しても，体験そのものを忘れているので，他人事のように受け取り猜疑的になり，拒絶されている・バカにされていると受け止めると悪循環となります．

・対応方法

①部屋や玄関での排泄物は直ちに処理し，叱らないようにします．

②部屋や玄関で排泄しても，尿意・便意がないと判断しないようにします．排尿・排便パターンを把握し，トイレ誘導を試みましょう．

③トイレに一緒に入って，「下着をおろせますか．お手伝いしましょうか」と声掛けをして，できることと介助が必要な点を見極めます．

④介助する際は，「便座の前まで行きましょう．下着を下げますね．排泄しても大丈夫です．後始末ができますか．トイレを流してください」と一連の動作の声掛けをします．

⑤トイレの場所に目印をつけます．

・してはいけないこと

①「またこんなところで排泄して」と指摘したり叱責したりしないようにします．また，「みんなの迷惑を考えて下さい」と叱るようなこともしないようにしましょう．不適切に排泄していること自体を忘れるので，否定されていると受け止め，周辺症状を発症させることにつながります．

②おむつは不快な刺激となり，周辺症状を発症させ，暴言・暴力や介護抵抗，夜間不眠などにつながる場合があります．

（大塚恒子，森村安史）

Q 弄便（ろうべん）をやめさせる方法を教えてください．

「弄便」とは認知症の行動・心理症状（BPSD）の一種で，便が排泄物であると認識できなくなり，多くはおむつの中に失禁して不快感やかゆみから手で触り，拭き取ろうとして布団や壁に擦り付け，弄び投げつけ仕舞い込んだりする行為です．またトイレでの排便時に便を触る行為もあります．便に触れないよう工夫しましょう．おむつに便がある時間を減らすこと．つまり排便後すぐのおむつ交換が一番の予防策です．トイレでの排便時もすぐにお尻を拭きます．排便リズムを把握し可能な限りトイレで排便できるように誘導するのが理想で，時間を決めてトイレに誘うのも効果的です．便から意識をそらすこと．外界からの刺激がなければ自分自身に，便やおむつの状態に意識が集中しがちです．会話や音楽など適切な外部刺激を提供することで，弄便行為を忘れることがあります．

どうしても改善しない場合，介護者の疲弊で共倒れしない手段として，おむつを自分で外せないよう衣類などを工夫し，おむつ内に手が届かないようにします．

文　献

1）武田雅俊監：認知症知って安心！―症状別対応ガイド―．メディカルレビュー社，東京，2012
2）認知症ねっと（https://info.ninchisho.net/）（参照 2020-12-01）

（柴田せつ子，長尾喜一郎）

Q 高齢者に副作用が出やすい理由を教えてください.

高齢者では若年者に比べて薬物有害事象（広義の副作用）の発生が多く認められます．急性期病院の入院症例では，高齢者の6～15%に薬物有害事象が認められ，60歳未満に比べて70歳以上では1.5～2倍の出現率を示すと報告されています．しかも高齢者では薬物有害事象は，精神神経系，循環器系，血液系などの多臓器に出現し，重症例が多いと指摘されています．その背景は，薬物動態の加齢変化に基づく薬物感受性の増大，ならびに服用薬剤数の増加が2大要因と考えられます[1)]．

薬物吸収に及ぼす加齢の影響は大きくありませんが，薬物分布の面では加齢による影響が認められます．すなわち，加齢に伴って細胞内水分が減少し，水溶性薬物の血中濃度が上昇しやすくなります．他方，加齢に伴って体脂肪量は増加し，脂溶性薬物は脂肪組織に蓄積して体内に長くとどまるようになります．また，血清アルブミンの減少を反映して薬物のタンパク結合率が減少し，遊離型薬物濃度の上昇が認められます．薬物代謝・排泄の面では加齢に伴う肝血流量・肝細胞機能や腎血流量の低下を反映して肝代謝能・腎排泄能が低下し，薬物血中濃度が上昇します．さらに薬力学的には，血中濃度は同じでも加齢に伴って反応性が変化する薬物が認められます．例えば，加齢に伴ってβ遮断薬やβ刺激薬には感受性が低下するのに対し，ベンゾジアゼピン系薬剤や抗コリン薬では感受性亢進が認められます[1)]．

これらの加齢変化に加えて，高齢者では多病ゆえに多剤併用になりやすく，レセプト調査では70歳で平均6種類以上処方されていたと報告されています．海外では5種類以上をpolypharmacyと定義する研究が多く，その問題点として薬物相互作用や処方・調剤の誤りや飲み忘れ・飲み間違いに関連した薬物有害事象の増加が指摘されています[1)]．

高齢の認知症者への薬物療法の注意点として，①若年者の1/2～1/4量といった少量で開始することの検討，②短期間での薬効評価，③服薬方法の簡略化，④特有の有害事象への注意と多剤服用回避，⑤薬剤の種類・量・長期投与の必要性の定期的評価，⑥家族・介護者・薬剤師などによる服薬アドヒアランス確認などが挙げられています[2)]．

文　献

1）日本老年医学会，日本医療研究開発機構研究費・高齢者の薬物治療の安全性に関する研究 研究班編：高齢者の安全な薬物療法ガイドライン 2015．日本老年医学会，2015（https://www.jpn-geriat-soc.or.jp/info/topics/pdf/20170808_01.pdf）（参照 2020-12-19）
2）日本神経学会監，「認知症疾患診療ガイドライン」作成委員会編：認知症疾患診療ガイドライン 2017．医学書院，東京，2017

（布村明彦）

Q コリンエステラーゼ阻害薬は血管性認知症のどんな症状に効果があるでしょうか？

コリンエステラーゼ阻害薬の3剤，すなわちドネペジル，ガランタミン，およびリバスチグミンには血管性認知症に対する保険適用はありません．しかしながら，高齢者のアルツハイマー型認知症では脳血管障害を合併することが多く，血管性認知症でもアルツハイマー病理を合併することが多いことから，アルツハイマー型認知症治療薬が血管性認知症に対しても一定の効果を示すことが期待されます．

実際に海外のいくつかのプラセボ対照二重盲検比較試験によって，血管性認知症の認知機能障害に対する各種コリンエステラーゼ阻害薬の有効性が報告されています．それらを受けてわが国の認知症疾患診療ガイドラインでは，血管性認知症の中核症状の治療におけるエビデンスレベル・推奨度を，ドネペジルあるいはガランタミン投与は2B，リバスチグミン投与は2Cと記載しています（参考までにNMDA受容体拮抗薬メマンチン投与のエビデンスレベル・推奨度も2Bです）[1]．また，興味深いことに，遺伝性血管性認知症であるCerebral autosomal dominant arteriopathy with subcortical infarcts and leukoencephalopathy（CADASIL）の168名（平均54.8歳）を対象に行われたプラセボ対照二重盲検比較試験において，遂行機能に限ればドネペジル投与が有効性を示したという報告があります．アルツハイマー病理を伴わない血管性認知症においても一部の認知機能障害にはコリンエステラーゼ阻害薬が有効である可能性を示唆しています[2]．

他方，血管性認知症のBPSDに関しては，3つのランダム化比較試験においてガランタミンあるいはリバスチグミン投与による有意な改善は認められなかったと報告されています[3]．血管性認知症に伴うアパシーに関しては，ドネペジルやガランタミンの有効性を示唆する報告があり，今後ランダム化比較試験による多数例の検討が望まれます[4]．

文　献

1）日本神経学会監修，「認知症疾患診療ガイドライン」作成委員会編：認知症疾患診療ガイドライン2017．医学書院，東京，2017
2）Dichgans, M., Markus, H.S., Salloway, S., et al.：Donepezil in patients with subcortical vascular cognitive impairment: a randomised double-blind trial in CADASIL. Lancet Neurol, 7（4）；310-318, 2008
3）O'Brien, J. T., Thomas, A.：Vascular dementia. Lancet, 386；1698-1706, 2015
4）下田健吾，木村真人：うつ病と血管性認知症．老年精神医学雑誌，29（3）；258-266，2018

（布村明彦）

Q コリンエステラーゼ阻害薬で精神症状が悪化しましたが，継続すべきでしょうか？

コリンエステラーゼ阻害薬の３剤，すなわちドネペジル，ガランタミン，およびリバスチグミンにはアルツハイマー型認知症の保険適用承認があり，ドネペジルはレビー小体型認知症にも承認されています．これら３剤は，神経変性の結果として生じた脳内コリン作動性神経伝達の減弱を補って改善させることによって認知症症状の進行抑制効果をもたらすもので，症候改善薬（symptomatic drug）に位置付けられます．すなわち，コリンエステラーゼ阻害薬は，認知症疾患の脳病理（本質的な神経変性過程）に直接的に作用するものではなく，病態そのものの進行を抑制する疾患修飾薬（disease-modifying drug）ではありません．

コリンエステラーゼ阻害薬には消化器系や循環器系などの副作用のほかに，頻度は高くありませんが，精神面の副作用も認められます．アルツハイマー型認知症に対する国内臨床試験における副作用頻度は，ドネペジルでは激越 0.6%，不眠症 0.5%，落ち着きのなさ 0.5%，ガランタミンでは不眠症 1.9%，激越 0.8%，怒り 0.8%，リバスチグミンでは不眠症 0.8%，落ち着きのなさ 0.6%などと報告されています．レビー小体型認知症に対するドネペジル投与では不眠症 2.0%，激越 1.2%，脱抑制 1.2%，徘徊癖 1.2%などです．これらはいずれも認知症の行動・心理症状としても生じうるので，薬剤性の症状かどうかは慎重な判断が必要です．投与開始時や増量時などに明らかに精神症状が悪化していれば，副作用が疑わしいと考えるべきでしょう．

このような場合，コリンエステラーゼ阻害薬の症候改善薬としての限界を考慮すれば，あらたに抗精神病薬や睡眠薬，抑肝散（よくかんさん）などを追加してまで同一同量のコリンエステラーゼ阻害薬を継続すべき理由は乏しいと考えられます．むしろ追加薬によるあらたな副作用のリスクが問題になります．そこで対応としては，認知症重症度が軽度の場合は，①コリンエステラーゼ阻害薬を減量して精神症状の推移を観察する，②コリンエステラーゼ阻害薬をいったん中止してすぐに代替の投薬をせずに精神症状の推移を観察する，③別なコリンエステラーゼ阻害薬に置換する，などが考えられます．認知症重症度が中等度以上の場合は，上記①～③のほかに作用機序の異なるメマンチンへの置換あるいはメマンチンの併用といった選択肢が挙げられます．どの対応を選択するかは介護家族の要望も踏まえて個々の病状から判断すべきと思われます．

（布村明彦）

Q コリンエステラーゼ阻害薬に抗精神病薬を併用する場合の注意点を教えてください.

BPSDに対して抗精神病薬の投与が考慮されるのは次のような場合であり，すでに使用中のコリンエステラーゼ阻害薬と併用されることがあります．すなわち，①緊急性のある精神症状，例えば嫉妬妄想があって配偶者に対して著しい攻撃性が認められる場合，②焦燥性興奮，幻覚・妄想などのBPSDに対して非薬物療法を十分に試みたが効果が乏しい場合，③せん妄が認知症に重畳した場合などです．認知症に対する抗精神病薬投与は保険適応外であり，患者のリスクベネフィットを考慮し，十分なインフォームド・コンセントを行って使用すべきです[1)]。リスペリドン，クエチアピン，ペロスピロン，およびハロペリドールに関しては，「器質的疾患に伴うせん妄・精神運動興奮状態・易怒性に対して処方した場合，当該使用事例を審査上認める」との厚生労働省保険局の通達（2011年9月）があります[2)]．糖尿病合併者にはクエチアピンとオランザピンが禁忌であることは言うまでもありません.

BPSDに対して抗精神病薬投与を行う場合，非定型抗精神病薬の単剤を少量・短期間の投与が原則ですが，米国食品医薬品局（FDA，2005年）が17件のプラセボ対照試験の分析から，高齢認知症者に対する非定型抗精神病薬投与によって心血管障害や肺炎などによる死亡率が1.6～1.7倍高くなると指摘したことには留意すべきです[3)]．その後，死亡率増加は定型抗精神病薬でも生じると追加報告されました[4)]．また，転倒・骨折や誤嚥リスクの増大にも注意が必要です．歩行障害や嚥下障害の要因として重要な錐体外路性の副作用は，コリンエステラーゼ阻害薬単独でも出現しうるので，抗精神病薬併用時には十分な注意が必要です．とくにパーキンソン症状を伴うことが多いレビー小体型認知症ではきわめて慎重な観察が必要であり，2020年3月の厚生労働省医薬・生活衛生局の通達によって，レビー小体型認知症にはスルピリド，ペロスピロン，およびブロナンセリンは慎重投与に，ハロペリドールをはじめ多数の定型抗精神病薬の使用は禁忌に指定されました[5)].

1）認知症に対するかかりつけ医の向精神薬使用の適正化に関する調査研究班：かかりつけ医のためのBPSDに対応する向精神薬使用ガイドライン（第2版）．2016（https://www.mhlw.go.jp/file/06-Seisakujouhou-12300000-Roukenkyoku/0000140619.pdf）（参照 2020-12-19）
2）厚生労働省保険局医療課長，保医発0928第1号，平成23年9月28日，2011（https://www.hospital.or.jp/pdf/14_20110928_01.pdf）
3）U.S. Food and Drug Administration, FDA public health advisory: Deaths with antipsychotics in elderly patients with behavioral disturbances. April 11, 2005（http://psychrights.org/drugs/FDAatypicalswarning4elderly.pdf）
4）Wang, P.S., Schneeweiss, S., Avorn, J., et al.：Risk of death in elderly users of conventional vs. atypical antipsychotic medications. N Engl J Med, 353（22）; 2335–2341, 2005
5）厚生労働省医薬・生活衛生局医薬安全対策課長，薬生安発0331第1号，令和2年3月31日，2020（https://www.mhlw.go.jp/content/11120000/000616315.pdf）

（布村明彦）

88002-117 JCOPY

Q スタチンや NSAIDs の認知症に対する作用について教えてください.

中年期の脂質異常症，とくに高コレステロール血症はアルツハイマー型認知症の危険因子であり，その治療薬であるスタチンの認知症予防効果が以前から検討されてきました．また，非ステロイド性抗炎症薬（non-steroidal anti-inflammatory drugs：NSAIDs）を長期に服用しているリウマチなどの患者ではアルツハイマー型認知症のリスクが低いという疫学研究に加えて，神経変性と炎症反応亢進との関連性が明らかにされ，NSAIDs の認知症予防効果にも注目が集まりました．さらに基礎研究から，スタチンおよび一部の NSAIDs にアミロイド β タンパク質産生抑制作用が見出され，疾患修飾薬開発への寄与にまで期待が高まりました．

しかし，コクランレビューによるランダム化比較試験のメタアナリシス結果をみると，スタチンの認知症予防効果（CD003160，2016 年：2 試験，26,340 名）[1]およびアルツハイマー型認知症治療効果（CD007514，2014 年：4 試験，1,154 名）[2]，ならびに NSAIDs の認知症予防効果（CD011459，2020 年：4 試験，26,187 名）[3]およびアルツハイマー型認知症治療効果（CD006378，2012 年：14 試験，2,097 名）[4]については，いずれも有意な効果が認められませんでした．中年期とは異なり，高齢者では血清コレステロール値が高いほどアルツハイマー型認知症になりにくいという報告もあり，高齢者へのスタチン投与は慎重を要するとの指摘もあります[5]．

注意すべき点は，臨床試験のメタアナリシスが否定的な結果であることが，必ずしも認知症の基礎病態への脂質代謝異常や神経炎症の関与を否定するものではないということです．実際に，血管系危険因子や炎症をターゲットにした認知症治療薬の開発は現在も続けられています．進行中のアルツハイマー型認知症の治験に，アトルバスタチンとロサルタン・アムロジピンの併用投与，NSAID イブプロフェンとマスト細胞安定薬クロモグリク酸の併用投与，NSAID サルサレート投与などが見出されます[6]．

1) McGuinness, B., Craig, D., Bullock, R., et al.：Statins for the prevention of dementia. Cochrane Database Syst Rev,(1)；CD003160, 2016
2) McGuinness, B., Craig, D., Bullock, R., et al.：Statins for the treatment of dementia. Cochrane Database Syst Rev,(7)；CD007514, 2014
3) Jordan, F., Quinn, T.J., McGuinness, B., et al.：Aspirin and other non-steroidal anti-inflammatory drugs for the prevention of dementia. Cochrane Database Syst Rev, 4 (4)；CD011459, 2020
4) Jaturapatporn, D., Isaac, M.G., McCleery, J., et al.：Aspirin, steroidal and non-steroidal anti-inflammatory drugs for the treatment of Alzheimer's disease. Cochrane Database Syst Rev,(2)；CD006378, 2012
5) 日本神経学会監修,「認知症疾患診療ガイドライン」作成委員会編：認知症疾患診療ガイドライン 2017．医学書院，東京，2017
6) Cummings, J., Lee, G., Ritter, A., et al.：Alzheimer's disease drug development pipeline：2020. Alzheimers Dement (N Y), 6 (1)；e12050, 2020

（布村明彦）

Q かかりつけの先生がいません．どうしたらよいですか？かかりつけの先生は変えられますか？

日本医師会では，かかりつけ医（主治医）を「なんでも相談できる上，最新の医療情報を熟知して，必要な時には専門医，専門医療機関を紹介でき，身近で頼りになる地域医療・保健・福祉を担う総合的な能力を有する医師」と定義しています[1)]．介護保険を利用したいと思う被保険者(65 歳以上の第 1 号被保険者と 40 歳以上 65 歳未満の第 2 号被保険者の 2 種類がある）は，要介護認定・要支援認定の申請をしなければなりません．申請書には，被保険者の住所・氏名・生年月日，認定の参考にするために「主治医意見書」が必要になります．主治医意見書にはかかりつけ医の氏名，住所などを記入します．主治医意見書は，市町村が直接かかりつけ医に作成を依頼し，作成後，かかりつけ医から市町村に送られます．かかりつけ医がいない場合は，被保険者は市町村の指定する医師の診断を受けなければなりません．意見書の作成費用は市区町村が負担します．また，かかりつけ医は変更することができます．

文　献

1）日本医師会・四病協団体協議会合同提言：医療提供体制のあり方．2013 年 8 月 8 日（https://www.ajha.or.jp/topics/4byou/pdf/131007_1.pdf）（参照 2020-12-01）

（渕野勝弘）

法律・社会支援システム編

Q 認知症カフェは気軽に参加できるのでしょうか？

認知症カフェは 1997 年，ヨーロッパで始まりました．「認知症の人やその家族が地域の人や専門家と相互に情報を共有し，お互いを理解し合う場」として日本で紹介されたのは 2012 年，その後新オレンジプランにも明記され全国の市町村に広がっています．カフェを運営しているのは個人，NPO 法人や介護事業所，あるいは当事者やその家族が開設していることもあります．月に 1～2 回開かれているところが多く，平均 2 時間ぐらいのところが多いようです．参加費用は一般的に利用料や飲み物代として数百円程度ですが，無料のところもあります．運営スタッフは介護職や看護師などの専門職を中心に，地域のボランティアもサポートしています．また，カフェは地域住民が認知症の人と出会い，支え合う場所です．介護者の孤立を防ぎ，地域住民は認知症の理解を深める重要な場所となっています．ただ，運営にかかる経費などの問題があります．国民への啓発，公的支援を必要としています．

（渕野勝弘）

88002-117 JCOPY

Q 施設入所を考えていますが，断られることがありますか？入所すると認知症は進行しますか？

介護老人福祉施設，介護老人保健施設，介護医療院などが施設サービスです．各施設には各々の役割・機能の違いがあります．介護老人福祉施設は常時介護が必要で，居宅サービスを利用しても在宅生活の継続が困難な人への支援を行います．要介護 3〜5 と認定された 65 歳以上の人が対象です．介護老人保健施設は病状は安定していますが帰宅は困難な人に対し，医学的管理のもと，介護および機能訓練を行って在宅への復帰をめざします．介護医療院[1]は介護療養型医療施設などの受け皿となる施設として平成 30 年 4 月に創設されました．医療の必要な要介護者の長期療養と生活施設です．介護保険法上は介護保険施設であり，医療法上は医療提供施設として法的に位置付けられており，在宅の取り扱いになります．上記の各介護施設には役割，機能の違いがあるため，その対応力に差があり，特に BPSD などが激しかったり，胃瘻のケースは断られることがあります．また，入所することにより，必ずしも認知機能が低下するものではありません．

1）介護医療院：介護医療院開設に向けたハンドブック．2020（令和 2）年 1 月版（https://kaigoiryouin.mhlw.go.jp/assets/docs/kaigoiryouin_3.pdf）（参照 2020-12-01）

（渕野勝弘）

法律・社会支援システム編

Q 認知症になった親の預金を引き出せますか？財産のことが心配です，何か公的制度はありますか？

本人の意思確認や署名ができないと預金を引き出すことは原則できません．認知症，知的障害，統合失調症などにより判断能力が低下した人に，本人に代わって法律行為や財産管理を行ったり，本人の財産上の行為に対し，同意を与えたり取り消したりする後見人等を選ぶことで本人の判断を助け，本人の利益保護を図るのが成年後見制度です．大きく分けると法定後見制度と任意後見制度の 2 つがあります．法定後見制度は「後見」「保佐」「補助」の 3 つに分かれており，判断能力の程度により家庭裁判所によって選ばれた成年後見人等（成年後見人，保佐人，補助人）が本人の利益を考え，本人を代理して法律行為を行います．平成 31 年 4 月より成年後見制度における医師の診断書が見直されています[1]．財産管理のみならず身上保護も重視しています．ただし，成年後見人には治療同意権はありません．さらに今後，後見人等による横領などの不正防止を裁判所は徹底しなければなりません．

1）最高裁判所事務総局家庭局：成年後見制度における診断書書式．2019.4 月運用開始（https://www.courts.go.jp/saiban/syurui/syurui_kazi/kazi_09_02/index.html）（参照 2020-12-01）

（渕野勝弘）

Q　認知症の人の遺言書は有効でしょうか？

遺言書を作成できる人の要件は民法によって規定されています．

①遺言書を作成するときに満 15 歳以上であること

②遺言書を作成するときに意思能力があること．

この 2 つの要件を満たさずに作成された遺言書は無効になります．認知症や精神障害，知的障害などで判断能力が低下し，成年後見制度を利用している人の遺言書については注意が必要です．①被補助人，被保佐人は 1 人で遺言書を作成することは可能であり補助人や保佐人の同意はいりません．②被後見人の場合は，2 人以上の医師が立ち会えば作成できるといわれていますが，意思能力が回復していた旨を遺言書に付記することは実際上困難と思われます．成年後見制度を利用していないから意思能力が十分であると決めつけるのも危険であり，また制度を利用している人の遺言書作成はさらに注意が必要です．事前に精神科医の診断を受け，診断書などを提出しておくと，相続争いが発生した時の 1 つの有効な証明にもなります．

（渕野勝弘）

88002-117 JCOPY

INDEX

あ

アセチルコリンエステラーゼ阻害薬……85, 87
圧可変式シャントバルブ……40
アテローム血栓性脳梗塞……147
アドバンス・ケア・プランニング（advance care planning：ACP）……104
アパシー……36, 91, 93
アミロイドPET……64, 65
アミロイドβ…22, 113, 141, 142, 143
アミロイドβ蛋白……23
アミロイドーシス……149
アルコール依存症……45
アルツハイマー型認知症……118, 161
アルツハイマー病（Alzheimer's disease：AD）……65, 70
アンモニア……45
安楽死……104

い

意思決定支援……104
意思決定支援ガイドライン……102
異常リン酸化タウ……113
異食行為……166
胃ろう……165
インスリン分解酵素……23

う

ウェクスラー記憶検査（Wechsler Memory Scale：WMS-R）……30
ウェルニッケ野……29
うつ病……98, 102, 110, 167
うつ病性仮性認知症……57
うつ病と認知症の鑑別……57, 58
運動療法……162

え

エストロゲン……146
エピソード記憶……73
エンパワメント（自己効力感）……94

お

オリゴマー仮説……142
オレンジ手帳……124
音楽療法……162

か

介護医療院……183
介護うつ……110
介護保険……95
介護保険主治医意見書……91, 93
介護保険制度……150
回想法……162
改訂長谷川式簡易知能評価スケール（Hasegawa Dementia Rating Scale-revised：HDS-R）……126
かかりつけ医……182
かかりつけ医認知症対応力向上研修……96
仮性認知症……55, 60
家族教育……124
家族対応……125
ガランタミン…88, 113, 128, 178, 179
加齢性難聴……145
肝性脳症……45

き

記憶障害……29
器質性精神障害……62
嗅覚障害……48
局所的な脳脊髄液貯留……38

く

区分変更……115
クリアランス……22
グループホーム……101

け

ケア会議……120
ケアハウス……98, 102
軽度認知障害（mild cognitive impairment：MCI）……70, 98, 102, 167
血管性認知症（vascular dementia：VaD）……161
幻覚……49, 86
言語障害……29
幻視……47, 84, 86, 114
幻聴……47
見当識障害……114, 156, 167, 169
原発性進行性非流暢性失語症……29
健忘型MCI……70
健忘失語……29

こ

抗コリン作用……82
甲状腺機能低下症……43, 44, 71
更新認定……115
抗精神病薬……50, 180
公的後見人……171
行動・心理症状（behavioral psychological symptoms of dementia：BPSD）……80
抗パーキンソン病治療薬……80
後部皮質萎縮症……132
高齢者のうつ病治療ガイドライン……58
国家的戦略……144
コミュニケーション……67
コリンエステラーゼ阻害薬……72, 88, 128, 178, 179, 180
混合型認知症……148

さ

錯綜図テスト……27
三相波……45

し

時刻表的行動……31, 34
自殺企図……86
自殺未遂……86
肢節運動失行……131, 133
疾患修飾薬（disease-modifying drug）……179
実行機能障害……29
嫉妬妄想……52, 65
失認……166
指定難病……33, 34
社会的孤立……91
若年性アルツハイマー病（Alzheimer disease：AD）…109, 123, 138
若年性認知症……111
若年性認知症支援コーディネーター……119, 122
若年性認知症の本人と家族の会……31, 34
若年発症 AD（early onset AD：EOAD）……111
修正可能な要因……144
重度認知症患者デイケア……124, 125
手段的日常生活動作（instrumental activities of daily living：IADL）……109
出典記憶……73
循環器系薬剤……82
障害者支援区分認定……119
障害者就労継続支援 B 型施設……119, 122
障害者就労支援施設……33
障害者のヘルプマーク……155
症候改善薬（symptomatic drug）……179
症状性精神病……64
常同行動……114, 138
ショートステイ……50, 108
食行動異常……138
女性ホルモン……146
自立支援医療制度……118, 121
自律神経症状……48
人格変化……36
神経原線維変化……113
神経梅毒……43
心原性脳塞栓症……147
心臓/縦隔比……135

す

睡眠障害……22
睡眠導入剤……103
睡眠ポリグラフ検査……30
図形模写課題……131
スタチン……181

せ

正常圧水頭症（idiopathic Normal Pressure Hydrocephalus：iNPH）……41, 71
成年後見制度……102, 171, 183
生理的健忘……153
セカンドオピニオン……109
接し方……151
接触欠損パラノイド……49
セロトニン・ノルアドレナリン再取り込み阻害薬（SNRI）……59
前駆期 DLB（prodromal DLB）…57
選択的セロトニン再取り込み阻害薬（SSRI）……59
前頭側頭型認知症（frontotemporal dementia：FTD）……32, 34, 161
線分 2 等分試験……131
せん妄……49, 80

そ

総タウ蛋白……31
相貌失認……32, 34
尊厳死……104

た

退院前ケア会議……120
体感幻覚……47
大脳縦裂/高位円蓋部の狭小化……40
大脳皮質基底核変性症（corticobasal degeneration：CBD）……133, 137
タウ PET……64, 65
タウ蛋白……34
タップテスト……39, 41

ち

地域包括支援センター……96, 150
地域連携パス……125
遅発性パラフレニア……49
注意障害……29
中枢性聴覚障害……145
昼夜逆転……156

て

低教育……144
デイケア……95
定型抗精神病薬……180
デイサービス……50, 95, 103, 154
てんかん……43, 64, 71
展望記憶……73

と

糖化ストレス……23
統合失調症……52, 64
糖尿病……23
特発性正常圧水頭症……43
特発性正常圧水頭症診療ガイドライン……39, 40, 41
時計描画テスト……27
ドネペジル……88, 113, 128, 178, 179
ドパミントランスポーター画像……30, 56, 57, 135, 138

な

難聴……144, 145

に
日常生活活動（ADL）……93
日常生活自立支援事業……171
日本版リバーミード行動記憶検査……131
入浴拒否……172
任意後見人……171
認知機能低下を生じうる薬剤……46
認知機能の変動……48
認知刺激療法……162
認知症 JR 東海事故裁判……110
認知症カフェ……97, 119, 150, 182
認知症グループホーム……103
認知症行動障害尺度（Dementia Behavior Disturbance Scale：DBD13）……121
認知症疾患医療センター……94, 150
認知症初期集中支援チーム……96, 150, 153
認知症の行動・心理症状（behavioral and psychological symptoms of dementia：BPSD）……128
認知症を伴うパーキンソン病（Parkinson's disease with dementia：PDD）……79, 81
認知負荷量仮説……145
認知予備力……145
認知リハビリテーション……162

の
脳アミロイドアンギオパチー……149
脳機能画像検査……136
脳血流 SPECT……92
脳血流シンチグラフィ……138
脳室-腹腔シャント術（ventriculo-peritoneal shunt：VP シャント）……40

は
パーキンソニズム……48, 85, 86
パーキンソン病……81
バーセルインデックス……119
徘徊……110, 114, 122
徘徊 SOS ネットワーク……120
梅毒スピロヘータ……44

ひ
被害妄想……47, 51, 52, 93, 99
非ステロイド性抗炎症薬（non-steroidal anti-inflammatory drugs：NSAIDs）……181
左半球……146
左半側空間無視……131
非定型抗精神病薬……180
皮膚書字覚……131
非流暢性失語……29

ふ
服薬アドヒアランス……25
服薬拒否……25
不随意運動……45
振り返りサイン……116
ブローカ野……29

へ
平均睡眠時間……22
ヘルペス脳炎……43, 44

ほ
訪問介護……107
ホームヘルプ……107
保存的治療……101

ま
末梢性聴覚障害……145
慢性アルコール依存症……44
慢性肝性脳症……44

み
ミオクローヌス……21, 22

む
無症候性脳梗塞……147

め
メマンチン……88, 113, 128, 178, 179

も
妄想……49, 52, 65, 80, 86
妄想性誤認……52, 65
妄想性障害……62
もの盗られ妄想……52, 65, 91, 123, 127

や
薬剤性認知障害……46, 82
薬剤性パーキンソニズム……82
薬物動態の加齢変化……177

ゆ
遺言書……184
夕暮れ症候群……155

よ
要介護認定……95
腰部くも膜下腔-腹腔シャント術（lumbar-peritoneal shunt：LP シャント）……40
予防……140, 144

ら
ラクナ梗塞……147

り
立体覚……131
リバスチグミン……88, 113, 128, 178, 179
リハビリテーション……154
リハビリ特化型（機能訓練特化型）デイサービス……94
流暢性失語……29
リン酸化タウ蛋白……136
臨床的認知症尺度（Clinical Dementia Rating：CDR）……21, 30

れ

レビー小体……81
レビー小体型認知症(dementia with Lewy bodies：DLB)……27, 65, 70, 79, 86, 161
レビー小体病……81
レム睡眠行動障害……27, 30, 48, 80

ろ

老人斑……113, 141, 142
老年期うつ病……60
老年期精神障害……64
老年発症AD(late onset AD：LOAD)……111
論理的記憶……30

A

Addenbrooke's Cognitive Examination-Ⅲ(ACE-Ⅲ)……30
AD with cerebrovascular disorder(CVD)……148
ADAS-JCog……21
ADの進行ステージ(Functional Assessment Staging of Alzheimer's Disease：FAST)……21
Alzheimer's disease(AD)……70
Anticholinergic Cognitive Burden(ACB)スケール……46

B

best supportive care(BSC)……103

C

Cambridge Neuropsychological Test Automated Battery(CANTAB)……57
Cerebral autosomal dominant arteriopathy with subcortical infarcts and leukoencephalopathy(CADASIL)……178
Cognistat……30
corticobasal degeneration(CBD)……133, 137
CSF排除試験……39

D

DAT scan……30
Dementia Behavior Disturbance Scale：DBD(DBD13)……119, 121
dementia with Lewy bodies(DLB)……27, 65, 70, 79, 86, 161
DLBのパーキンソニズム……79

E

Evans index……41
easy Z score Imaging System(eZIS)……137
eZIS解析……92

F

Frontal Assessment Battery(FAB)……32, 40
frontotemporal dementia(FTD)……32, 34, 161

G

Gait Status Scale Revised(GSSR)……40
Geriatric Depression Scale(GDS)……38, 131

H

Hasegawa Dementia Rating Scale-rivised(HDS-R)……30

I

idiopathic Normal Pressure Hydrocephalus(iNPH)……41, 71
IMP-SPECT……134
iNPH診療ガイドライン……41
iNPHの3徴……41

L

Lewy小体病(Lewy body disease：LBD)……79

M

MCIのサブタイプ……70
MIBG心筋シンチグラフィ……57, 80, 81, 92, 108, 135, 138
mild cognitive impairment(MCI)……70
Mini-Mental State Examination(MMSE)……30, 126
Montreal Cognitive Assessment-Japanese version(MoCA-J)……30, 71
Modified Rankin Scale(mRS)……40

N

Neuropsychiatric Inventory(NPI)

88002-117 JCOPY

…… 38, 128, 131
NMDA 受容体拮抗薬 …… 128, 178
N-methyl-D-aspartate（NMDA）受容体拮抗薬 …… 88

P

polypharmacy …… 177

S

specific binding ratio …… 135
SPECT …… 30

T

tauopathy …… 64, 65
Timed Up & Go test（TUG） …… 40, 42
treatable dementia …… 43, 45

V

vascular dementia（VaD） …… 161
VSRAD …… 30, 84

Z

Zarit 介護負担尺度日本語版（J-Zarit 8） …… 119

ギリシャ文字

α-シヌクレイン …… 113

数字

3D Stereotactic Surface Projections（3D-SSP） …… 134, 137
^{123}I-MIBG 心筋シンチグラフィ …… 30

第 1 版発行　2021 年 10 月 25 日

日本精神神経学会　認知症診療医テキスト 2
症例と Q & A に学ぶ

検印省略

編集　日本精神神経学会　認知症委員会

発行者　林　峰子
発行所　株式会社 新興医学出版社
〒113-0033　東京都文京区本郷6丁目26番8号
電話　03(3816)2853　FAX　03(3816)2895

（定価はカバーに表示してあります）

印刷　三報社印刷株式会社　ISBN978-4-88002-117-1　郵便振替　00120-8-191625